常见骨伤疾病
康复护理指导手册

主 编◎陈晓蓉 刘 波

编 者◎（按姓氏笔画排序）

韦 森 邓明月 刘尚丽 杜 丹 吴 晓
陈 兰 陈思伶 陈晓蓉 周 茜 周小英
郑 伟 赵 琛 秦天芝 徐虹霞 高梦徽
黄 莉 彭 饶 蒋 晴 傅 佳 鲁丽莎
廖 涛 黎 明

秘 书◎蒋 晴 陈思伶

四川大学出版社

责任编辑:朱辅华
责任校对:楼 晓
封面设计:严春艳
责任印制:王 炜

图书在版编目(CIP)数据

常见骨伤疾病康复护理指导手册 / 陈晓蓉,刘波主编. —成都:四川大学出版社,2017.10
ISBN 978-7-5690-1224-8

Ⅰ.①常… Ⅱ.①陈… ②刘… Ⅲ.①骨疾病-康复-手册②骨疾病-护理-手册 Ⅳ.①R681.09-62②R473.3-62

中国版本图书馆 CIP 数据核字(2017)第 255320 号

书名	常见骨伤疾病康复护理指导手册
主 编	陈晓蓉 刘 波
出 版	四川大学出版社
地 址	成都市一环路南一段 24 号 (610065)
发 行	四川大学出版社
书 号	ISBN 978-7-5690-1224-8
印 刷	郫县犀浦印刷厂
成品尺寸	148 mm×210 mm
印 张	8.625
字 数	266 千字
版 次	2017 年 12 月第 1 版
印 次	2019 年 12 月第 3 次印刷
定 价	38.00 元

◆读者邮购本书,请与本社发行科联系。
　电话:(028)85408408/(028)85401670/
　(028)85408023　邮政编码:610065
◆本社图书如有印装质量问题,请
　寄回出版社调换。
◆网址:http://press.scu.edu.cn

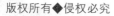

前　言

　　康复护理是康复医学的重要组成部分，也是护理工作的重要内容之一，护士能否提供健康教育与康复指导已作为衡量护理工作内容与质量的重要指标。因此，护士必须具备较全面的健康教育与康复指导的知识与技能，才能落实好护士工作职责，才能在促进患者康复方面发挥积极作用。

　　近几年我院学术发展迅猛，临床专业越分越细，其科室划分已根据疾病发生部位及疾病类型进行细分。医院分别建立了手腕科、上肢科、膝关节科、老年骨科、儿童骨科、康复科、足踝科、下肢科、筋伤科、骨病科等临床科室。医疗专业的细分化必然带来护理工作更加专业化、精细化。我院作为三级甲等中医骨科专科医院，其中医特色及优势十分明显，而护理工作中的辨证施护也在临床护理中应用广泛。为进一步规范临床护理行为，提高护理质量，推进康复护理发展，我们编撰了主要介绍骨科常见疾病的护理、康复指导以及中医特色护理技术应用的《常见骨伤疾病康复护理指导手册》一书。我们希望通过这本书为从事骨科一线护理工作的护理人员提供临床应用参考，同时也作为骨科护理人员专科培训的辅导书。

　　参加编写《常见骨伤疾病康复护理指导手册》的作者来自骨科临床的医疗、护理专家，他们在繁忙的临床和管理工作之余完成了本书的编写工作，在此向他们表示衷心的感谢。

全体编者均以高度认真负责的态度参加了本书的编撰工作，但由于编写时间仓促，各编写人员的知识层次、经验积累、思维和表达方式存在差异，因此书中难免存在不足之处，敬请广大读者谅解并给予批评指正。

陈晓蓉　刘　波

（四川省骨科医院）

2017 年 4 月

目　录

第一篇　骨伤疾病常用康复护理指导

第二篇　骨伤疾病常用康复护理操作指导

第一篇

骨伤疾病
常用康复护理指导

康复医学是应用医学手段，使病、伤、残者的功能障碍得到康复的医学学科，是医学的一个分支，是具有基础理论、评定方法及治疗技术的独特医学学科。康复护理学是一门研究伤病者与伤残者身体、精神康复的护理理论知识和技能的科学。康复护理是护理人员在康复医学理论的指导下，围绕患者躯体、精神、社会和职业康复的康复目标，紧密配合康复医师和其他康复专业人员，对因伤、病、残而造成各种功能障碍的患者所进行的功能促进护理，使患者由被动接受他人护理转变为自我护理的过程。康复护理是康复医学不可分割的组成部分，至今发展仅有十余年的历史，其学科研究范畴尚无统一认识。我国目前对康复护理的研究还着重在骨科、神经科、心血管病科、老年病科等专科患者的康复方面。骨科康复护理的主要对象是由于各种损伤、急慢性疾病和老年病带来的骨科功能障碍者，以及与骨科有关的先天发育不良的残疾者。

骨科康复护理的内容包括：

（1）为骨伤病残者身体和精神健康提供良好的环境及其有益的活动。

（2）防范残障的进一步形成。

（3）鼓励患者接受身体残障的事实，做好心理康复。

（4）协调康复团队中各成员之间的关系。

（5）维持康复治疗的连续性。

（6）协助患者重返家庭和社会。

第一章　骨伤疾病一般康复护理指导

第一节　骨伤疾病一般症状康复护理指导

一、疼痛

疼痛（pain）是一种复杂的生理心理活动，是临床上最常见的症状之一。中医指因外感六淫之邪、内伤七情、饮食不节或遭受某些伤害等因素，或脏腑气机不畅、气滞血瘀所致，以出现某一部位不同程度的疼痛为主要临床表现。它包括伤害性刺激作用于机体所引起的痛感觉，以及机体对伤害性刺激的痛反应（躯体运动性反应和/或内脏植物性反应，常伴随有强烈的情绪色彩）。

【原因及诱发因素】

疼痛通常由伤害性刺激引起，伴有不愉快情绪体验。刺激可来自外界而作用于体表，如外物打击或极端温度的接触，这种感觉定位准确，通过游离神经末梢经特定神经通络上传脑部。刺激也可起自体内，经内脏神经的传入部分上传，其定位较模糊。在成人，疼痛还常由心理原因引起，而无明显直接的物质原因。一般说，疼痛易受注意、暗示和期待等心情的影响，一个人的既往经历和当时的情境均给疼痛带来很大变异。

【分级及评估】

疼痛程度作为主观感受，没有任何一种神经生理学或神经化学的变化，可以视为判断疼痛特别是慢性痛的有无或强弱的特异性指征。疼痛的诊断在很大程度上依靠患者的主诉。

1. 口述分级评分法

口述分级评分法（VRS）由一系列描绘疼痛的形容词组成。最轻度的描述被评为 0 分，以后每级增加 1 分，使每个级别都有相应的评分标准，便于定量分析。四点口述分级评分法（VRS－4）：①无疼痛；②轻微疼痛；③中等程度疼痛；④剧烈疼痛。方法简便，患者容易理解，但不精准，不适合科研。

2. Wong-Baker 面部表情量表法

Wong-Baker 面部表情量表法用 6 种面部表情从微笑至悲伤至哭泣来表达疼痛，适合任何年龄，没有特定的文化背景或性别要求，易于掌握（图 1－1－1）。此法对急性疼痛的老年人、小儿和表达能力丧失者特别适用。

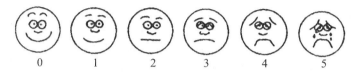

图 1－1－1　Wong-Baker 面部表情量表法

3. 疼痛强度简易描述量表

疼痛强度简易描述量表（VRS）又称语言评定量表，是将疼痛测量尺与口述描绘评分法相结合，特点是将描绘疼痛强度的词汇通过疼痛测量尺图形表达，使描绘疼痛强度的词汇的梯度更容易使患者理解和使用。此法将疼痛分为五级：无痛、轻度痛、中度痛、重度痛、剧痛。轻度痛指患者疼痛完全不影响睡眠；中度痛指疼痛影响睡眠，但仍可自然入睡；重度痛指疼痛导致不能睡眠或睡眠中痛醒，需用药物或其他手段辅助睡眠；剧痛指痛不欲生、生不如死的感觉。

4. 视觉模拟量表

视觉模拟量表（VAS）又称视觉模拟评分法，视觉类比表。简单的方法是在一张白纸上画一条 10 cm 的粗直线，一端为无疼痛，另一端为难以忍受的剧烈疼痛，患者根据自己感受的疼痛程度，在直线一点上表达出来，然后使用直尺测量从起点到患者确定点的直线距离，用测量的数字表达疼痛的强度（图 1－1－2）。VAS 方法简单易行，相对比较客观而且敏感。

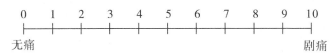

图 1－1－2　视觉模拟量表

5. 0～10 数字疼痛强度量表

0～10 数字疼痛强度量表（NRS）又称数字类比表、11 点数字评分法（NRS－11）。此法要患者用 0～10 这 11 个数字描述疼痛强度，0 为无痛，0～3 为轻度疼痛，3～7 为中度疼痛，大于 7 为重度疼痛，10 为剧烈疼痛。患者被要求用数字表达出感受疼痛的强度，易于理解和表达，方便记录，因此此法是一种简单有效和最为常用的评价方法。不足之处在于患者容易受到数字和描述字的干扰，降低了其灵敏性和准确性。

【临症施护】

1. 病情观察

（1）按照疼痛管理标准应用疼痛评估方法为患者进行病情观察及评估。观察患者疼痛性质、持续时间。

（2）若患者突然出现疼痛程度加重，立即进行疼痛评估并通知医师，进行相应的镇痛处理。

2. 镇痛护理

（1）为患者提供舒适休息的条件，尽可能地满足患者对舒适的需要，如帮助变换体位，减少压迫；做好各项清洁卫生护理，保持室内环境舒适等。保持床单位干燥整洁、无渣屑，有助于减少刺激，增加舒适感。

（2）协助患者采取适当的、无创性的、解除疼痛的措施：

1）松弛法：指导患者放松身心，利用枕头或毛毯支撑疼痛部位，按摩或温水擦浴。

2）皮肤刺激法：应用冷、热疗法可以减轻局部疼痛，如采用热水袋、热水浴、局部冷敷等方法；或通过针灸、电疗等中医及物理治疗方法减轻疼痛。

（3）手术患者在术后 2~6 小时疼痛最为剧烈，而神经阻滞麻醉在术后 6~12 小时最为明显。提倡预防性用药，采取有效的镇痛措施，如使用止痛药物。

3. 体位护理

（1）骨科患者由于创伤、手术后体位的限制、各类管道的刺激、炎症及感染等原因疼痛较为突出，做好体位护理有利于减轻患者疼痛。

（2）根据骨折或损伤部位选择舒适的体位。

1）颅脑损伤：无休克或昏迷的患者可采取 15~30°头高足低斜坡卧位。

2）颈、胸骨折：多采用高半坐卧位，便于呼吸和有效引流。

3）腹部手术：术后多采用低半坐卧位或斜坡卧位，以减少腹部张力。

4）脊柱损伤：患者可取俯卧位或仰卧位。

5）四肢骨折：抬高患肢，促进肢体的血液循环，减轻肿胀，缓解疼痛。

6）放置各种管道者，体位在感觉舒适的同时，还应保持引流管正确放置，防止脱出、扭曲。

7）胸腹部术后患者应佩戴胸腹带，保护切口。

8）骨伤患者或退行性疾病患者多为慢性疼痛，根据疾病采取适当体位有助减轻疼痛。

（3）根据患者情况可每 2 小时更换体位一次，减轻局部受压，促进血液循环。

4. 中医特色康复护理

（1）遵医嘱行中药塌渍、中药外敷、中药热奄包、蜡疗等治疗。痛点处可行穴位按摩或涂擦治疗。

（2）根据疼痛规律，对夜间疼痛甚者，适当增加中药塌渍、中药热奄包等治疗次数。

（3）遵医嘱给予耳穴贴压（耳穴埋豆）、中药熏洗等治疗。

（4）减轻局部肿胀可减轻疼痛程度。

5．用药护理

（1）口服给药：口服给药是首选途径，能口服的尽量口服，仅在严重恶心、呕吐，不能吞咽等情况下的患者才考虑其他给药途径。

（2）按时给药：按照规定的间隔时间给药，如每隔 12 小时一次，无论给药当时患者是否发作疼痛，而不是按需给药，以保证疼痛连续缓解。

（3）个体化给药：根据患者的疼痛强度、性质，对生活质量的影响，对药物的耐受性、偏爱性、经济承受能力，个体化选择药物，确定剂量。

（4）注意具体细节：对给用止痛药的患者要注意监护，密切观察其反应，目的在于使患者获得最佳的治疗效果而发生的不良反应最小，提高患者生存质量。

【健康教育及康复指导】

1．目的

（1）讲解有关疼痛的知识，患者能较为准确地对疼痛进行描述。

（2）解除患者对疼痛的恐惧心理。

2．康复指导

（1）在加强对患者关心，指导其放松身心的基础上，对心因性疼痛可采用以下措施：①言语诱导。对目前采用的治疗，用恳切的言语暗示诱导，使之产生肯定心理定向。②安慰强化。将现有治疗作为安慰性治疗，最后用效果扩展诱导患者在治疗后产生疼痛消失感。

（2）移情易性：改善患者生活单调的状态，通过参加有兴趣的活动，如看报、听音乐、与家人交谈、深呼吸等方法分散患者对疼痛的注意，以减轻疼痛。

（3）鼓励患者表达术后疼痛，减轻其心理负担，提供更为舒适的休息环境，同时更加严密地观察患者，倾听患者主诉，评估疼痛程度及原因。

二、肿胀

肿胀有内科和外科两种定义。外科定义的肿胀指一种创伤性炎症。炎症过程中血流动力学改变，血管通透性增加，白细胞渗出和吞噬活动构成。炎症有变质、渗出、增生三种基本病理变化，而且出现肿胀的时间通常情况下是在渗出期。此期组织在血管内的体液成分、纤维蛋白原等蛋白质和各种炎性细胞通过血管壁进入组织、体腔、体表、黏膜表面形成水肿。一般在创伤后 1～3 天达到肿胀的高峰期。

【原因及诱发因素】

肿胀在骨科非常常见，由于伤后血管破裂出血及组织液渗出而致，又由于损伤周围组织反射性引起血管壁渗透性增加而引起组织水肿。水肿可引起静脉血液和淋巴液回流障碍并影响正常的血液供应，从而使肢体肿胀加剧。皮肤可形成水疱，严重的可覆盖整个肢体，甚至可导致肌肉坏死和缺血性肌痉挛。其诱发因素主要有：

（1）组织损伤后反应性水肿，一般在伤后 3～5 天达到高峰，以后逐渐消退。

（2）夹板固定过紧，肢体浅静脉血液回流受阻。

（3）牵引或牵引时体位不当引起血液循环障碍所致。

（4）长期卧床，活动减少，下肢血液回流不畅，加上失水、血液浓缩，引发静脉血栓所致。

（5）与手术创伤有关。

（6）与进行功能锻炼有关。

（7）拆除石膏后的失用性水肿。

【分级及评估】

1. 分级标准

根据《中国医药指南》2011 年版，把肿胀分为三度。

（1）Ⅰ度：轻度肿胀，皮肤皮纹存在，局部疼痛不明显，触诊时压痛不明显，几乎不影响肢体的功能活动。

（2）Ⅱ度：中度肿胀，皮肤皮纹消失，皮肤发亮，肿胀程度增高，影响功能，但皮肤无水疱形成。

（3）Ⅲ度：重度肿胀，局部严重压痛，皮肤有张力性水疱出现。静脉血液回流受阻或栓塞时，组织肿胀明显，皮纹消失，受累的肢体变硬而缺乏弹性，肌肉出现坚硬束条，甚至呈圆筒状僵硬，严重影响肢体的功能活动。

2. 评估

护理人员按照分级标准对患者肿胀程度进行评估，可与对侧肢体进行对比。

【临症施护】

1. 病情观察

创伤后，患肢肿胀、疼痛、皮肤温度略高于健肢均属正常。若无并发症，1周后能逐渐消退。出现下列情况则表示血液循环障碍，要及时处理。

（1）注意患肢远端的血液循环情况，包括皮肤的颜色、温度，动脉搏动及自主运动有无异常，警惕骨筋膜室综合征的发生。

（2）若出现剧痛，动脉搏动减弱或消失，末梢血液循环差，皮肤苍白、发凉等应及时通知医师处理。

（3）患肢肿胀：患肢损伤一般3天后肿胀逐渐减退，如持续不退并有张力性水疱，须引起注意，防止引起缺血性挛缩。

（4）感觉运动改变：无神经损伤的患肢，如出现感觉麻木迟钝或肌力减弱甚至消失，应警惕神经肌肉缺血征象。

（5）动脉搏动变化：由于夹板内或组织内压力过高，阻断动脉血液供应，可出现肢端动脉搏动减弱或消失，提示组织缺血严重，应及时采取减压措施。

（6）皮肤颜色改变：若患肢出现皮肤苍白或青紫，则说明有血液循环障碍的存在，应通知医师查明原因，及时处理。

（7）皮肤温度低：皮肤温度明显低于健侧，甚至冰冷潮湿，说明肢体血液循环障碍。

（8）患肢体位是否正确：如行股骨髁上牵引时，膝关节应屈曲于功能位或遵医嘱保持屈曲角度，小腿位置放低，注意防止腘动脉受压或损伤，避免加重肿胀。

2. 减轻肿胀相关护理

（1）创伤早期局部可行冷敷，如用冰袋、冰水纱布覆盖伤处等，降低毛细血管通透性，减少渗出，使损伤破裂的小血管及时凝固止血，减轻肿胀；后期可采取中药熏洗等中医护理技术，促进吸收，减轻肿胀。

（2）对血液循环障碍的肢体应积极对症治疗。供血不足肢体保持于心脏水平位，如位置过高，会加重缺血。严禁热敷、按摩、物理治疗。

（3）使用骨折治疗仪及生物电治疗仪辅助治疗，以促进血液循环，有利于静脉血液回流，减轻肿胀。

（4）协助患者在患肢近心端未固定处进行向心性按摩，促进肿胀消退。

（5）骨伤后期，患者拆除石膏护理不当有发生失用性水肿的可能。因患肢的血液循环已经适应了坚实的石膏外固定，一旦固定解除，毛细血管内充血，压力增高，血管内压力高于组织压，易引起肢体肿胀。所以，在石膏拆除后，应继续用弹力绷带包扎，然后下床活动，逐渐放松，待肢体适应后，解除绷带。

（6）感染引起的组织肿胀，在及时处理局部伤口时，还应遵医嘱使用有效的抗生素。

（7）有张力性水疱时，可用无菌注射器在水疱基底处进针抽取，并涂甲紫溶液使之快速结痂。

（8）功能锻炼：在病情允许下，应鼓励患者尽早开始患肢活动，如下肢骨折手术当天即可鼓励患者开始足部的踝泵练习和股四头肌收缩练习；上肢骨折术后当天可以锻炼松拳握拳。重点是一定要每个动作保持5~10秒，遵医嘱运动量由少到多，循序渐进。在病情许可下，采用轻柔的按摩手法给术后肢体从远侧端向近侧端按摩。同时，未制动的肢体可以给予被动的关节活动等。

3. 体位护理

（1）抬高患肢是消肿的一项重要措施，静脉血液回流不仅与机体循环阻力有关，还受重力影响。如果肢体位置低于心脏平面，则静脉血液回流要克服循环阻力和重力的双重阻力，不利于肿胀的消除。

（2）四肢术后的患者可用枕头、支架等抬高患肢，使之高于心脏水平。远侧端高于近侧端，利于血液回流，消除水肿。抬高患肢，保持患肢高于心脏水平 20~30 cm。

（3）避免患肢长时间在卧位下侧，以免影响血液循环，加重水肿。上肢骨折术后患者取坐位、立位时，患肢悬吊于胸前，勿下垂或随步行而甩动。

（4）术后石膏外固定的患者也应抬高患肢，其肢体摆放应以舒适、有利于静脉血回流、不引起石膏断裂或压迫局部软组织为原则。

4．中医特色康复护理

（1）肿胀早期给予冷疗。

（2）肿胀中后期给予特色水疗：冷热交替浴、漩涡浴等。

（3）遵医嘱给予活血化瘀中药内服、外敷，促进肿胀消退。

（4）遵医嘱给予穴位按摩、中药熏洗等治疗。

（5）遵医嘱给予患者进行合理引导式训练。

5．用药护理

（1）为预防和治疗手术后的肢体肿胀，需要常规使用一些有明显消炎、消肿、抗渗出作用的药物，及时迅速消除患肢周围组织的水肿及关节内炎性物质的渗出，有利于早日恢复肢体的正常生理功能。如消肿药 20％甘露醇注射液、七叶皂苷钠、甘油果糖等，输注该类药物时特别注意输注肢体须保持制动，严密防止液体外渗。

（2）骨折损伤早期一般为反应性水肿，宜用行气活血药物，如四川省骨科医院自制药物：七味三七口服液、创伤消肿片、新伤消肿散、二黄新伤止痛软膏等。

（3）骨折损伤中后期肿胀，宜用温经通络药物，如四川省骨科医院自制药物：活血散瘀洗药、软筋化坚洗药等。

（4）告知患者口服给药注意事项。

【健康教育及康复指导】

1．健康教育

（1）说明引起肿胀的原因。

（2）解释血肿对骨折愈合具有的积极意义，消除患者的担心。

2．康复指导

（1）多与患者交谈，取得患者的信任，指导患者能及时表达自己的不适，以便医护人员及时查找不适的原因，及时处理，如检查夹板、石膏固定是否过紧。

（2）告知患者限制钠盐和水分的摄入。轻度水肿患者钠盐的摄入量一般限制在 5 g 以下，中度一般限制在 1 g 以下。尽量避免食用含钠高的食物及饮料，如香肠、罐头食品、松花蛋等。增加新鲜蔬菜、水果、豆制品的摄入量，禁辛辣、煎炸油腻的食物。肿胀早期可给予田七瘦肉汤、鲫鱼汤、金针木耳汤等活血化瘀之品。

（3）功能锻炼要以患者不感到疲劳、骨折部位不发生疼痛为度。锻炼时注意：患肢轻度肿胀，经晚间休息后能够消肿的可以继续坚持锻炼。疼痛、肿胀逐渐加重，经对症治疗无明显好转并伴关节活动范围减小或骨折部位突发疼痛时，均应警惕发生新的损伤，暂时停止锻炼并及时做进一步的检查处理。

三、关节功能障碍

关节功能障碍是关节内或其周围组织结构受损，表现为关节活动受限，局部功能障碍，给患者日常生活活动造成影响。关节功能障碍是骨科患者常见的症状，处置不当易造成骨化性肌炎，给患者造成不可逆的关节损伤。

【原因及诱发因素】

关节功能障碍常见原因包括：关节、软组织、骨骼病损所致的疼痛与肌痉挛，制动、长期保护性痉挛、肌力不平衡及慢性不良姿势等所致的软组织缩短与挛缩，关节周围软组织瘢痕与粘连，关节内损伤与积液、关节周围水肿，关节内游离体，关节结构异常，各种病损所致的肌肉瘫痪或无力，运动控制障碍等。其诱发因素主要有：

（1）肌肉损伤后功能障碍会导致关节受力表面分配不平衡，使本体刺激感受神经产生退行性改变和功能障碍，影响关节对姿势和运动的信息传出，导致关节功能障碍。

（2）关节囊在急性损伤或关节受力不平衡的刺激下，可能引起滑膜受损或关节表面异常运动，从而引起关节的不牢固或者功能障碍。另一方面，不运动也会由于失用而使关节僵直，随后出现退行性改变。

（3）软骨在急性损伤或积累性应急反应下压力过大发生破坏损伤，继而发生退行性改变，不能进行正常的运动，产生关节功能障碍。

【分级及评估】

关节功能活动情况现在是由各个关节的关节活动范围（Range Of Motion，ROM）来测定，学术上没有统一的关节功能分级标准。若关节活动范围未达到 ROM 值视为关节功能障碍。

各关节正常 ROM 值如下：

（一）脊柱

1. 颈椎 ROM

（1）颈前屈 0～45°。

（2）颈后伸 0～45°。

（3）颈侧屈 0～45°。

（4）颈旋转 0～45°。

2. 胸和腰椎 ROM

（1）脊柱前屈 0～80°。

（2）脊柱侧屈 0～40°。

（3）脊柱后伸 0～30°。

（4）脊柱旋转 0～45°。

（二）上肢 ROM

1. 肩部关节

（1）肩关节屈 0～180°。

（2）肩关节后伸 0～60°。

（3）肩关节外展 0～180°。

（4）肩关节水平外展 0～40°。

（5）肩关节水平内收 0～130°。

（6）肩关节外展内旋 0～70°。

（7）肩关节外展旋外 0～90°。

2．肘部关节

（1）肘关节伸展－屈曲 0～135°/150°。

（2）前臂旋后 0～80°/90°。

（3）前臂旋前 0～80°/90°。

3．腕部关节

（1）腕关节掌屈 0～80°。

（2）腕关节背伸 0～80°。

（3）腕关节尺偏 0～30°。

（4）腕关节桡偏 0～20°。

4．手部关节

（1）掌指关节（MP）屈曲 0～90°。

（2）掌指关节（MP）过伸 0～15～45°。

（3）掌指关节（MP）外展 0～15～45°。

（4）近端指间关节（PIP）屈曲 0～110°。

（5）远端指间关节（DIP）屈曲 0～90°。

5．拇指关节

（1）拇指掌指关节（MP）屈曲 0～50°。

（2）拇指指间关节（IP）屈曲 0～90°。

（3）拇指桡侧外展 0～50°。

（4）拇指掌侧外展 0～50°。

（5）拇指对指。

（三）下肢 ROM

1．髋关节

（1）髋关节前屈 140°。

（2）髋关节后伸 15°。

（3）髋关节内收 30°。

（4）髋关节外展 45°。

（5）髋关节内外旋各 45°。

2．膝关节

膝关节屈伸 0～130°。

3．踝关节

（1）踝关节跖屈 45°。

（2）踝关节背伸 30°。

（3）踝关节内翻 35°。

（4）踝关节外翻 25°。

【临症施护】

1．病情观察

（1）对患者的肌力及动作形态进行评估，对肌力下降及动作形态不佳者，做好安全防护措施，防止跌倒及其他意外事件发生。

（2）评估内容包括活动受限的范围和患者生活自理能力。

2．关节活动障碍相关护理

（1）各专科根据疾病特点进行有效的指导并协助患者进行功能锻炼，可预防关节僵硬或强直。

（2）关节在静止不动的状态下，做肌肉收缩活动，防止肌萎缩、软组织粘连。未制动的关节至少每天做 2 次或 3 次全关节活动，以防关节僵硬。活动方法如下：

1）肩关节：前屈、后伸、内收、外展、外旋、内旋等。

2）肘关节：前屈、后伸。

3）尺桡关节：旋前（手掌向下）、旋后（手掌向上）。

4）腕关节：背伸、掌伸、桡屈、尺屈。

5）踝关节：背伸（足趾向上仰）、跖屈（足趾向下垂）。

6）脊柱：前屈、后伸、左右侧屈。

（3）根据患者受伤部位伤情，在不加重损伤部位疼痛和肿胀、不影响骨位的前提下，选择主动关节活动范围训练或助力关节活动范围训练。

3．体位护理

（1）注意患者的体位摆放，保持良好舒适的位置。及时正确的体位更换，可有效防止压疮、肢体痉挛的发生及保护关节功能。

（2）根据患者情况需要可每隔 2 小时协助患者更换体位、肢体位置一次，夜间可适当延长，但不能超过 3 小时。有条件者可使用气垫床。

（3）协助患者更换体位后要观察患肢位置及局部肢体的血运情况，防止受压。术后患者翻身时应先检查敷料是否干燥、有无脱落。如分泌物浸湿敷料，应先更换敷料并固定妥善后再行翻身，翻身后注意伤口不可受压。

（4）体位方法：

1）仰卧法：用枕头或其他柔软物抬高患肢，使患肢处于功能位，防止肌痉挛。放置水垫及毛巾于臀下，软枕置于双下肢，抬高足跟，防止压疮。

2）健侧卧法：放置软枕于患者胸前，伤腿屈曲向前。膝下放置软枕，使膝部处于内旋屈曲位。注意患足不能悬空，避免足内翻的发生。选择高矮合适的枕头抬高头部，避免颈椎侧弯，保持脊柱平直。

3）患侧卧法：摆放患侧位时要注意，上肢伤病患者肩部避免受压后缩，尽量前伸，与躯干夹角不小于 $90°$；患侧上肢各关节伸展；后背放置大枕头支撑身体。下肢伤病患者健肢放置于患肢前，其下放置软枕。

4. 中医特色康复护理

（1）遵医嘱进行中药熏洗、中药热奄包、艾灸、蜡疗等治疗，注意防烫伤。

（2）运用中医传统导引术加强功能训练。

（3）生活起居护理方面，顺应四时阴阳变化。

5. 用药护理

关节功能障碍患者在骨折损伤中后期行功能锻炼时，用软筋化坚药物进行配合，如配合四川省骨科医院自制药物软筋化坚洗药、旧伤舒筋散、芪藤软坚散、芪藤软坚软膏等外用。

【健康教育及康复指导】

1. 健康教育

（1）说明引起关节功能障碍的原因。

（2）讲解有关关节功能障碍的知识，解除患者的恐惧心理。

2．康复指导

（1）告诉患者早期主动关节范围活动的重要性。

（2）根据疾病特点，指导有针对性的关节活动及康复锻炼，避免禁忌动作或过度活动。

（3）告知患者康复过程，使患者心中有数，增强自理信心，并逐渐增加自理能力。指导并鼓励患者做力所能及的自理活动。

（4）鼓励患者与病友间多沟通、多交流。鼓励患者家属陪伴。采用患者喜欢的形式主动配合功能锻炼，以促进康复。

第二节　骨伤疾病中医特色护理指导

一、生活起居指导

生活起居护理是指患者在住院期间伤病罹身，生活起居方面不能自理，按照医院的等级护理制度和护理计划，分别给予患者合理的护理和照料。其目的是保养患者机体的元气，提高自身驱邪与修复机制，使体内阴阳达到平衡、驱病康复。

生活起居护理的基本原则：顺应自然、平衡阴阳、起居有常、劳逸适度、慎避外邪、形神共养。

1．病室温度、湿度适宜

（1）病室的温度一般以 18～20 ℃为宜。在适宜的室温中，患者可以感到轻松、舒适、安宁，并降低身体消耗。室温过高，会使患者感到燥热难受，又易感暑邪；室温过低，会使患者感到寒冷，又易感寒邪。

（2）寒证、阳虚或年老、体弱的患者常怕冷怕风，宜安排在向阳房间，室温宜 22～24 ℃。病室内的相对湿度以 40％～50％为宜。

（3）热证、实证、阴虚或青壮年患者常怕热喜凉，宜安排在向阴房间，室温宜 16～20 ℃。病室内的相对湿度以 50％～60％为宜。

（4）风寒湿痹、脾虚湿盛的患者室内湿度应适中。湿度过高，使汗液蒸发受阻，患者感到胸中满闷、困倦、乏力；湿度过低，患者感到口干唇燥、咽喉干痛，特别是对于阴虚肺热的患者，会因此而出现呛咳不止。

（5）因燥邪而致病的患者，室内湿度宜偏高，可在地面洒水或应用加湿器等。

（6）因湿邪而致病的患者，室内湿度宜偏低，可经常开窗通风，降低湿度。阳虚证多寒而湿，宜偏燥；阴虚证多热而燥，宜偏湿。

2. 病室整洁，阳光充足

（1）天然的光照给患者在视觉上带来舒适、欢快和明朗的感觉，对康复有利。中午患者休息时，应拉上窗帘，使光线偏暗，以保证午睡。

（2）感受风寒、风湿、阳虚及里寒证的患者，室内光线宜充足。

（3）感受暑热之邪侵犯的热证患者、阴虚及肝阳上亢、肝风内动的患者，室内光线应稍暗。

（4）有眼病的患者室内用深色窗帘，避免对眼睛的刺激。长期卧床的患者，床位尽量安排到靠近窗户的位置，以得到更多的阳光。

（5）气滞血瘀、骨断筋伤的患者应阳光充足。

3. 起居有常，慎避外邪

（1）起居调护以避风邪、风寒为主，注意患者保暖，避免对流风（穿堂风）。医护人员在评估、体格检查、观察病情、执行护理操作、基础护理等均应保护患者。

（2）卧床患者免疫力减低，极易感受外邪。因此，应严防患者感外邪，加重病情或延长住院时间。

（3）服药或锻炼后出汗，宜及时更换衣服，保持身体干燥，避免受凉。

二、情志调护指导

情志是指喜、怒、忧、思、悲、惊、恐等人的七种情绪。任何事物的变化都有两重性，既能有利于人，也能有害于人。情志调护是指通过语言、表情、姿势、态度、行为及气质等来影响和改善患者的情绪，解除其顾虑和烦恼，从而增强战胜疾病的意志和信心，减轻甚至消除引起患者痛苦的各种不良情绪和行为。

情志护理的原则：诚挚体贴，一视同仁；评估情志，因人施护；稳定情绪，避免刺激。

1. 热情诚恳，全面照顾

人在患病后，常有恐惧、紧张、苦闷、悲哀等不良情绪，迫切需要亲人或医护人员的关心和照顾。因此，医护人员一定要以诚恳热情的态度去关心体贴、安慰同情患者的病痛。患者感到温暖、亲切和舒适，能很快安下心来接受治疗和护理，并对医务人员产生信任。

2. 沟通交流，说理开导

护理人员应积极评估患者的心理状态，选择适当的时间、地点、环境与患者进行有效的交谈、沟通，因势利导，用恰当的语言加以抚慰、开导患者。通过说理开导，动之以情，晓之以理，从而起到改变患者精神及身体状况的目的。对易发怒生气的患者，说理开导时注意态度和语气，要有耐心，待其情绪安定后再慢慢进行劝导和安慰。

3. 转移注意，移情制胜

利用某些方法，如下棋、听音乐、读书报、听广播、看电视等转移患者对疾病的注意，改变其消极情绪，以促进疾病的恢复。对疑虑较重的患者，应多与患者交流，采用言语诱导的方法，把患者的注意从疾病上引开，分散及化解患者不良情绪，使注意不集中在关注疾病上，保持良好心态，积极配合治疗和护理。

4. 解疑释惑，有的放矢

患者因不知疾病发生、发展及预后，往往对疾病治疗会有疑惑，没有信心，护理人员应主动解释疾病发生、发展情况，治疗手段及效果，有的放矢地做好情志护理。如危重患者，其病情急、痛苦大，多缺乏思想准备，而产生悲观和忧伤，尤需耐心安慰和开导，讲清情志对疾病治疗的影响和利弊。患慢性疾病或生活失去自理的患者，精神上压力大，多考虑生活、工作和预后，护理人员要主动热情地做好生活护理，实事求是地讲解疾病治疗的难易和规律。

5. 以情胜情调达情志

采用五行模式的以情相胜法，是中医学中独特的情志治疗护理方法。"怒，以忧胜之，以恐解之；喜，以恐胜之，以怒解之；忧，以喜胜之，以思解之；思，以怒胜之，以喜解之；恐，以思胜之，以忧解之；惊，以忧胜之，以恐解之；悲以恐胜之，以怒解之。"护理人员用好以情胜情的治疗护理方法，可调达患者情志，使患者心境坦然，精神愉快，心情舒畅，气机条达，气血调和，脏腑气血功能旺盛，疾病早愈。

三、饮食调护指导

药食同源，医食同源，正确的适宜的饮食调护对骨科患者的康复起着促进作用。骨伤患者的饮食调护是根据患者不同的证型而进行不同的指导。根据骨伤患者的疾病病因、病程表现等不同，分为骨折患者常见证型和骨病筋伤患者常见证型。骨折患者的常见证型有骨断筋伤、血瘀气滞，气血不和、经脉瘀阻，肝肾不足，肝肾亏虚。骨病、筋伤、骨关节退行性改变等患者多由于常年久病、慢性劳损，或久卧不动、气血不畅、经络不通等造成身体各功能下降，其常见的证型有气血不足、营血不调、血虚寒凝、阳虚寒凝、肝肾亏损、肾虚、肾虚湿热、湿阻经络、风寒湿痹、风湿热痹、湿热痹阻、痰湿阻滞、热毒炽盛、气滞血瘀、瘀血阻滞、经脉失养、筋断筋伤等。

饮食调护的基本原则：饮食有节，按时定量；调和四气，谨和五味；食宜清淡，吃忌厚味；辨证施食，相因相宜。

（一）骨折患者常见证型饮食指导

1. 骨断筋伤、血瘀气滞

骨断筋伤、血瘀气滞常见于骨折早期（骨折后1～2周）。饮食宜行气、活血、化瘀、清淡易消化之品，如田七瘦肉汤、鱼片汤，多吃新鲜蔬菜、水果。对于有热象的患者宜给予清热凉血的食物，如生地、玄参、麦冬煲瘦肉汤，苦瓜排骨汤等。此时不可过早施以肥腻滋补之品，如骨头汤、肥鸡、鱼等；否则瘀血积滞、难以消散，必致病程拖延，使骨痂生长迟缓，影响日后关节功能的恢复。

2. 气血不和、经脉瘀阻

气血不和、经脉瘀阻常见于骨折中期（骨折后 3~4 周）。饮食宜补气和血、接骨续筋之品，如续断猪脚筋汤、椰子黑豆汤、北芪乌鸡汤。可适当多吃一些青椒、西红柿、苋菜、青菜、包菜、萝卜等维生素 C 含量丰富的蔬菜，以促进骨痂生长和伤口愈合。

3. 肝肾不足

肝肾不足常见于骨折中后期（骨折 3 周以上）。食物应以滋补肝肾、养阴清热为主，宜多食补益肝肾、强壮筋骨之品，如山药黑芝麻糊、枸杞鸡肉汤、鹿筋花生汤、泥鳅汤、冬虫草炖瘦肉、杜仲牛膝猪骨汤、姜汁牛肉饭、八宝饭、猪肝粥、芹菜粥、菠菜粥、菊花玫瑰花茶、山药红枣莲子糯米粥等。

4. 肝肾亏虚

肝肾亏虚常见于骨折后期（骨折 4 周以上）。饮食宜补益肝肾、强壮筋骨之品，如鹿筋花生汤、泥鳅汤、冬虫草炖瘦肉，杜仲牛膝猪骨汤。肝肾阴虚者宜进食滋阴填精、滋养肝肾之品，如枸杞子、黑芝麻、黑木耳、银耳等。药膳方：莲子百合瘦肉汤。忌辛辣香燥之品。肝肾阳虚者宜进食温肾壮阳、补精髓之品，如黑豆、核桃、杏仁、腰果等。食疗方：干姜煲羊肉。忌生冷瓜果及寒凉食物。

（二）骨病筋伤患者常见证型饮食指导

1. 气血不足

多由于患者久病伤气耗血，而致气血不足，不能濡养经脉，进而出现气血两虚。饮食宜补益气生血、强壮筋骨之品。食疗方：人参乌鸡汤、黄芪气锅鸡和山药枸杞子粥等。少食耗气的食物，如槟榔、空心菜、萝卜等。

2. 营血不调

营血不调多由于久病脾胃运化不足，气血不调所致。饮食宜温热性食物，以益气血、壮筋骨，如羊肉、排骨、瘦肉、鸡肉、鱼、木耳、虾皮、芝麻。食疗方：樱桃果粥、五加皮粥等。忌寒凉、生冷之品。

3. 血虚寒凝

血虚寒凝多由于血液亏虚，寒邪凝滞，血行不畅所致。饮食宜高营养、高蛋白质、高维生素之品，如瘦肉、山楂、大枣、莲子、新鲜蔬菜水果等，以增强机体免疫力。食疗方：猪蹄羹、黄鳝粥等。

4. 阳虚寒凝

阳虚寒凝多由于阳气不足，失去温煦推动，阴寒凝滞所致。饮食宜多食温阳散寒、解凝宣痹之品。食疗方：生姜红枣茶等。

5. 肝肾亏损

肝肾亏损多由于久病劳损，年高体弱，或肾精亏损所致。饮食宜补气健脾、补肾固精、补益气血、益肝肾之品。食疗方：山药排骨汤、当归黄芪煲鸡汤、黄芪炖鸡、牛膝煲猪脚筋等。

6. 肾虚

肾虚多由于禀赋不足，或年老体弱，久病体虚所致。肾虚督寒等偏于肾阳虚者，饮食宜温补肾阳、辛热抗风湿祛寒邪之品，如牛肉、羊肉、鸡肉、辣椒、葱、花椒、大料、茴香等。大蒜有杀菌、抗病毒等作用，可预防肠道细菌感染和病毒感染。忌吃生冷饮食。冬季须视病情适当进服姜汤以湿胃散寒，可多食用益肝肾、强筋骨、补中益气、养血安神之品，如葡萄、大枣、核桃仁、松子仁、栗子、山药、莲子等。忌吃生冷大凉之物。

肾虚髓亏等偏于肾阴虚者，饮食宜滋补肾阴、补益精髓气血、祛风湿止痹痛之品。食疗方：鸡爪炖章鱼、枸杞子羊肾粥。忌吃辛辣香燥食品。

出现肾虚浮肿时，忌过咸饮食，忌烟、酒、葱、蒜等刺激性食品。

肾虚兼有遗泄之症者，饮食宜补肾固摄填精之品。

7. 肾虚湿热

肾虚湿热多由于久病肾虚，湿热内蕴所致。饮食宜补肾益气之品，如坚果类，栗子有补肾强筋健骨的作用，对筋骨、经络、风湿痹痛、腰膝无力极为有益；豆类如黑豆、黄豆等，含有丰富的植物性蛋白质和微量元素，有促进肌肉、骨骼、关节、肌腱的代谢，帮助修复病损的作用，但有胃炎者慎用。食疗方：桂浆粥、薏苡粥、白芷羊肉汤、木瓜茯苓汤。

8. 湿阻经络

湿阻经络多由于伤后日久，屈伸不利所致。饮食宜祛风胜湿、温经通络之品。食疗方：桃仁粥、防风葱白粥等。趁热食用，有活血祛瘀、缓解腰酸腿软的疗效。

9. 风寒湿痹

风寒湿痹多由于外邪侵袭经络，气血闭阻不畅所致。饮食宜进温经散寒、祛湿通络之品，如砂仁、羊肉、蛇酒等。食疗方：肉桂瘦肉汤、鳝鱼汤、当归红枣煲羊肉。忌食生冷瓜果、寒凉之品。

10. 风湿热痹

风湿热痹多由于风湿阻滞经络，影响经气运行，郁积化热所致。饮食宜清热利湿通络之品，如丝瓜、冬瓜、赤小豆、玉米须等。食疗方：丝瓜瘦肉汤。忌食燥热动风之品和辛辣之品，如葱、蒜、胡椒等。

11. 湿热痹阻

湿热痹阻多由于湿热侵入，湿留肌肉，内传经脉所致。饮食宜多食清热疏利之品，如丝瓜、西瓜、览菜、绿豆、香蕉等蔬菜和瓜果，忌辛辣煎炒食物和烟酒，鼓励多饮水。

12. 痰湿阻滞

痰湿阻滞多由于脾胃阳虚，水液停留，阻滞经络所致。饮食宜祛风胜湿、温补脾胃、化痰化湿、健脾利湿、化瘀祛痰、温经通络之品。食疗方：桃仁粥、防风葱白粥等。不宜肥甘油腻、酸涩食品及寒凉酸味重的水果，并且忌过饱食。

13. 热毒炽盛

热毒炽盛多由于邪气入里化热，或阴阳气血不足引起热盛所致。多见于骨髓炎患者。饮食宜甘寒、甘平之品，如绿豆、芹菜、土豆、马齿苋等。食疗方：玉米赤豆粥、绿豆银花汤等。

14. 气滞血瘀

气滞血瘀多由于跌仆刀伤，气机郁滞而致血行瘀阻所致。饮食宜益气活血、清补之品。食疗方：骨头汤、北芪乌鸡汤、杞子、大枣等。

15. 瘀血阻滞

瘀血阻滞多由于跌打损伤，瘀血阻滞脉络、蒙蔽心窍所致。饮食宜祛瘀活血、清热通络之品。食疗方：五神咖啡、苡仁二豆汤、银甲蛋、冬瓜排骨汤等。忌食鱼腥、辛辣食物。

16. 经脉失养

经脉失养多由于经脉失去了气血津液的濡养，其正常功能不能发挥所致。饮食宜补气健脾、补肾固精、补益气血、益肝肾、强壮筋骨之品。食疗方：山药排骨汤、当归黄芪煲鸡汤、牛膝煲猪脚筋等。

17. 筋断筋伤

筋断筋伤多由于各种暴力或慢性劳损等原因所致。饮食宜活血祛瘀、温经通络之品。食疗方：川芎羊肉汤及牛膝、独活煲猪胰等。

总之，食物的防治疾病作用是通过驱除病邪，消除病因，或补虚扶弱，调整、重建脏腑气机功能，达到消除阴阳失调的。患病期间所忌食的食物概括为以下几大类。①生冷：冷饮、冷食、大量的生蔬菜和水果等，为脾胃虚寒腹泻患者所忌。②黏滑：糯米、大麦、小麦等所制的米面食品等，为脾虚纳呆或外感初起患者所忌。③油腻：荤油、肥肉、煎炸食品、乳制品（奶、酥、酪）等，为脾湿或痰湿患者所忌。④腥膻：海鱼、无鳞鱼（平鱼、巴鱼、带鱼、比目鱼等）、虾、蟹、海味（干贝、淡菜、鲍鱼干等）、羊肉、狗肉、鹿肉等，为风热证、痰热证、斑疹疮疡患者所忌。⑤辛辣：葱、姜、蒜、辣椒、花椒、韭菜、酒、烟等，为内热证患者所忌。⑥发物：指能引起旧疾复发，新病增重的食物。除上述腥、膻、辛辣等食物外，尚有一些特殊的食物，如荞麦、豆芽、鹅肉、鸡头、鸭头、猪头、驴头肉等，为哮喘、动风、皮肤过敏等患者所忌。

中医饮食护理是很具特色的一种食疗方法，与疾病的康复有着密切的关系。正确的药物治疗，结合合理的饮食护理，确保收到事半功倍的效果。

第三节　郑氏伤科用药指导

郑氏伤科药物是著名中医药骨伤科专家、原中国武术协会主席郑怀贤教授集几十年武医结合的临床应用经验，博采众家之长，经过数十年几代医药人共同努力，研制出的涵盖运动创伤体系的中医骨伤系列中药制剂。

一、药物分类

郑氏伤科药物是纯中药制剂，现有 11 个剂型、37 种制剂。从新伤到旧伤，从伤病防治到运动康复，均有不同剂型的药物相对应，郑氏伤科药物已成功纳入四川省非物质文化遗产。

（一）根据药物给药途径分类

1. 内服制剂

内服制剂共 21 种，其中丸剂 7 种、口服液 3 种、片剂 5 种、硬胶囊剂 5 种、酒剂 1 种。例如，消增强骨丸、制香片、补气益神胶囊、风湿木瓜酒、益尔力口服液等。

2. 外用制剂

外用制剂共 16 种，其中散剂 7 种、软膏剂 4 种、橡胶膏 2 种、酊剂 1 种、搽剂 1 种、膏药 1 种。例如，活血散瘀洗药、新伤消肿散、风湿活络膏、郑氏舒活酊等。

（二）根据药物功效分类

1. 活血化瘀类

活血化瘀类主要用于损伤所致的肿胀、疼痛，有通利血脉、促进血行、散瘀血的作用，亦具有通经活络、续伤利痹、行血散瘀、祛风止痛、消肿生肌等功效，用于各种血行不畅、血瘀阻滞所致的创伤、瘀痛、肿胀不利、痹痛等，多含有赤芍、红花、川芎等。例如，七味三七口服液、创伤消肿片、二黄新伤消肿软膏等。

2. 接骨续筋类

接骨续筋类主要用于骨折后促进骨折愈合，如双龙接骨丸、归香正骨丸等。

3. 祛风通络类

祛风通络类主要用于风寒湿痹阻经络者或陈旧损伤引起的经络瘀阻气血不畅，能祛除留于经络、肌肉、筋骨之间的风湿，舒经通络止痛、补益肝肾、强筋骨。例如，祛风寒湿洗药、风湿木瓜酒、旧伤舒筋散等。

4. 补益肝肾类

补益肝肾类主要用于中老年肝肾亏虚、肾虚肢冷、腰膝酸软等肾阳虚证者，有补肾壮阳、强筋健骨的功效。例如，消增强骨片、益尔力口服液等。

二、各类药物适用范围

1. 适合于骨伤初期的制剂

（1）口服制剂：玄胡伤痛片、创伤消肿片、制香片和七味三七口服液。

（2）外用制剂：新伤芷香膏、二黄新伤止痛软膏、新伤消肿散、郑氏舒活酊、活血散瘀洗药等。

2. 适合于骨伤中后期的制剂

（1）口服制剂：归香正骨丸、双龙接骨丸、壮骨腰痛丸、牛杞地黄丸、消增强骨丸、五灵二乌丸、祛风活络丸、益尔力口服液、冷膝口服液、风湿木瓜酒、消增强骨片、强筋片、血藤当归胶囊、抗骨质疏松胶囊、补气益神胶囊、羚玉胶囊和术桂胶囊。

（2）外用制剂：旧伤活络软膏、芪藻软坚软膏、旧伤舒筋散、芪藻软坚散、软筋化坚洗药、祛风寒湿洗药、骨折软膏、丁桂活络膏、风湿活络膏、温经止痛散、紫草油。

三、用药指导

辨证论治是中医独特的理论体系，正确给药是护理人员必须掌握的工作内容。中药给药是中医特色护理之一，护士必须正确掌握给药途径、方法、剂量，用药时间和服药禁忌等有关中医特色护理知识。

（一）内服制剂用药指导

1. 一般指导

（1）给药时严格查对制度，包括查对患者姓名、性别、年龄、床号，药物的名称、剂量、给药途径、服药方法、服药时间等，遵医嘱并查对无误后执行。注意指导饮食宜忌，观察、监控及防范药物不良反应。

（2）遵医嘱准确教会患者正确服用方法，不同剂型药物使用方法及技巧。例如，根据中医辨证给予温服、热服、凉服。骨伤科汤剂常温服。

（3）中成药宜饭后半小时服用，可用温开水、酒、药汁等液体送服。

（4）服丸剂应防止噎呛。呕吐患者在服药前可先服用少量姜汁，或先嚼少许生姜片或陈皮，起到温胃、掩蔽药物异味的作用。消增强骨丸和五灵二乌丸是大蜜丸，为了防止哽噎现象的产生，保障患者服药安全，应嘱患者嚼碎服用。

（5）血糖指标高的患者，在药物控糖疗效不佳时，应慎服大蜜丸及其他含糖分药物。

（6）对中西药联合应用的患者，在服药时应注意配伍禁忌。对药品使用有疑问时，应及时向临床药师咨询。一般情况下中、西药服用时间至少间隔 30 分钟以上。

2. 分类用药指导

（1）活血化瘀类：妇女月经期慎用或减量用，血虚无瘀者、孕妇禁用。饭后服用。

（2）接骨续筋类：由于该类药物的特性，会引起胃部不适，胃溃疡患者应慎用。饭后服用。

（3）祛风通络类：阴虚患者应慎用。酒剂药物如风湿木瓜酒等，有使高血压患者血压升高的危险，孕妇、月经期妇女及高血压患者慎服，酒精过敏患者应禁用。饭前或饭后服用。

（4）补益肝肾类：阴虚火盛者忌用，以免发生助火劫阴之弊。益尔力口服液应饭前服用。服用五灵二乌丸时，应避免同时使用含有人参的制剂，如益尔力口服液、补气益神胶囊等。

3. 注意事项

（1）服药期间应观察患者服药后反应及治疗效果，以及是否有不适症状和不良反应等。用药后反应较大，如出现虚脱、腹痛、呕吐等应立即报告医师并做处理。

（2）给药前护士应了解患者有无过敏史，熟悉中药的毒副反应，一旦发现患者出现过敏或毒副反应时，要及时停药，并配合医师处理甚至抢救。

（二）外用制剂用药指导

对损伤局部进行治疗的方法，在骨伤科治疗中占有重要地位。外用制剂主要有膏剂、散剂、水剂等。用药方法主要有敷贴、涂擦、熏洗、湿敷、热熨等。

1. 一般指导

（1）使用外用制剂前应评估患者局部皮肤，注意避开皮肤破溃处；未愈合伤口禁用。

（2）避免浸湿牵引针孔及切口敷料。

（3）外敷药物应现配现用，调药时可添加适量蜂蜜，调和药性，减少药物过敏反应。

2. 分类用药指导

（1）按药物剂型分类：

1）膏剂：指将药物加入适宜基质中，制成容易涂布于皮肤、黏膜或创面的半固体或近似固体的外用制剂。使用膏剂时要注意：①用药的时间一般不超过 12 小时；②由于膏剂方剂组成不同，运用药物有温凉之差，温剂需要逐渐加温，以烊化为度，不易过烫；③使用膏剂时要选择适宜的皮肤及创面，避免皮肤受损或感染；④注意观察用药反应，过敏者禁用。

2）散剂：指将不同作用的药物按照一定比例进行调和，作用于皮肤、黏膜或创面的半固体外用制剂。使用散剂时要注意：①调配的比例适宜；②调配时注意严格操作，不能污染药物；③使用散剂时要选择适宜的皮肤及创面，避免皮肤受损或感染；④注意观察用药反应，过敏者禁用。

3）水剂：应用制作好的药水，作用在所需的皮肤、关节处，并加以手法按摩以促进药液吸收达到疗效。使用水剂时要注意：①可选用涂抹、喷抹、手指蘸和涂擦等方法进行操作；②选择适宜的部位及皮肤，避免皮肤受损或感染；③按摩时配合手法，以便药液更好地吸收；④注意观察用药反应，过敏者禁用。

（2）按药物使用方法分类：

1）敷贴药法：敷药膏时摊涂敷料四周留边，防药膏污染衣服。调敷药膏时，随调随用，不宜一次调制太多，避免发酵或发霉。

2）涂擦药法：注意药物有效期。药物开封后密闭保存。

3）熏洗药法：先用热气熏蒸患处，待水温稍减后用药水浸洗患处。热气熏蒸时注意保持热度持久，必要时加盖棉垫。避免熨伤患处，患者感觉减低者适当降低熏洗温度。熏洗后立即将患部擦干保暖，勿受凉。

4）热熨药（热奄包）法：注意药袋密闭性，药物不外漏。注意热度和局部停留时间，不能熨伤患者。

5）湿敷药法：注意保持敷料的湿润及温度，防止烫伤。注意观察局部皮肤反应，若出现苍白、红斑、水疱、痒痛或破溃等，立即停止用药，并报告医师，配合处理。

6）中药封包法：药物厚薄要均匀适度，药物的温度要适宜，用药后出现红疹、瘙痒、水疱等过敏现象应停止使用。局部皮肤不敏感患者、神经受损伤患者、有溃疡感染的患者不宜。月经期、孕期、哺乳期尽量避免此治疗。

3. 注意事项

（1）在使用外用制剂时，发现皮肤有过敏现象必须立即停止使用，及时用清水洗净用药部位，并用皮肤科药物进行对症处理。如有加重，请皮肤科医师会诊。

（2）调制外敷药使用时间不宜超过 12 小时，一般 2～6 小时即可，建议使用时间从短到长。膏药贴敷不宜超过 12 小时。

（3）用药期间注意观察患者生命体征、皮肤情况，出现不适症状及不良反应及时除去药物并通知医师。

（4）建议使用有孔敷贴，减少过敏现象。外敷膏药，可将膏药用针扎孔，增加通气性，减少过敏。

第二章　常见骨伤疾病康复护理指导

第一节　上肢疾病康复护理指导

一、腕手关节损伤

腕手关节损伤后常伴有腕、掌、指骨骨折，肌肉、肌腱断裂，神经损伤等，如不立即处理可能出现感染、组织坏死、神经不可逆损伤等情况。

【病名】

中医病名：创伤病（腕手关节损伤）（TCD 编码：BGC000）。

西医病名：腕手关节损伤（ICD - 10 编码：S69.751）

【常见证候要点】

1. 血瘀气滞证

损伤早期，瘀血停积，血瘀气滞，肿痛并见，多见局部肿胀、疼痛剧烈，活动障碍，食欲不振。舌质淡红、苔薄黄，脉弦紧。

2. 营血不调证

损伤中期，筋骨虽续而未坚，肿痛虽消而未尽，局部肿痛减轻，筋膜粘连或挛缩强直，关节屈伸不利。舌质暗红、苔薄白，脉弦缓。

3. 气血两虚证

损伤后期，气血不足，筋骨不坚，经脉疲软，麻木不仁，肌萎无力。舌质淡、苔薄白，脉虚细。

【护理评估】

1. 患肢血液循环评估

评估腕手关节皮肤颜色、温度、桡动脉搏动、毛细血管充盈情况。

2. 患肢疼痛评估

评估腕部疼痛的程度、诱因、性质以及伴随的症状。

3. 患肢肿胀评估

采用目测法或测量肢体周径法。观察肿胀部位、程度，有无张力性水疱。

4. 神经功能评估

检查桡神经、正中神经及尺神经感觉及肌力情况。

5. 功能评定

（1）关节活动度使用量角器分别测量手指的掌指关节（MP）、近端指间关节（PIP）和远端指间关节（DIP）的主动及被动活动范围，以及手关节总主动活动度（TAM）。

1）优：屈伸活动正常，TAM 大于 220°。

2）良：功能为健指的 75% 以上，TAM 为 200～220°。

3）中：功能为健指的 50%～75%，TAM 为 180～200°。

4）差：功能为健指的 50% 以下，TAM 小于 180°。

TAM 评定法能较全面地反映手指肌腱的功能，参照对比手术前后主动与被动活动则更有意义。

（2）肌力采用徒手肌力检查、握力计检查、捏力计检查或职业工伤康复评定仪器进行测量评估。

【常见症状/证候施护】

1. 疼痛护理

（1）体位护理：将患肢抬高，方法为站位时以三角巾悬挂患肢水平位，卧位时将患肢垫于 15 cm 高软枕上或置于胸前，以促进淋巴液和静脉血液回流，使患肢处于休息位、功能位或保护位等。

（2）镇痛护理：遵医嘱给予局部中药封包、中药熏洗、蜡疗、冰敷，以及物理治疗如超声波治疗、微波治疗、偏振光治疗等，观察治疗后的效果，及时向医师反馈。

2. 肿胀护理

（1）体位护理：同疼痛护理。

（2）伤后即指导患者行手部的主动握拳练习，或在肢端给予轻抚、推压消肿，以促进患肢肿胀消退。

（3）遵医嘱给予中药封包、中药熏洗、蜡疗、冰敷等，观察治疗后的效果。

3. 关节功能障碍护理

（1）主动运动：及早鼓励并指导患者做握拳、腕关节屈伸锻炼，辅助患肢按摩，促进局部血液循环。根据患者受伤的程度制订不同的训练方案，在医师和治疗师的正确指导下进行功能锻炼。

（2）遵医嘱给予口服或注射营养神经药物、神经治疗仪治疗，以促进神经恢复。

【中医特色康复护理】

1. 内服中药

中药汤剂每日一剂，分早、中、晚三次，每次服用 150 ml。

（1）血瘀气滞证：活血化瘀、消肿止痛。中成药宜用七味三七口服液、玄胡伤痛片、创伤消肿片等。

（2）营血不调证：营通络、接骨续筋。中成药宜用血藤当归胶囊、归香正骨丸等。

（3）气血两虚证：补益气血，强壮筋骨。中成药宜用益尔力口服液等。服用中药在饭后 30~60 分钟为宜，汤剂以温服为宜。

2. 外用中药

根据患者康复期可选用外敷药如二黄新伤软膏、旧伤药，外搽药可选用郑氏舒活酊、云南白药等，熏洗药可选 1 号熏洗药、3 号熏洗药等，中药渍渍可选软筋化结药水等。

3. 中医特色康复技术

根据医嘱，适当运用下列中医护理操作。

（1）中药熏洗：缓解期和康复期使用。

（2）中药封包：缓解期和康复期使用。

（3）中药热奄包：缓解期和康复期使用。

（4）穴位按摩：选曲池、合谷按摩。

（5）蜡疗蜡饼法或刷蜡法：20 分钟，每天 1 次。

（6）灸法：选内关、外关、曲池、尺泽、太渊、列缺、阳溪、阳谷、合谷、阿是穴及循经取穴。

4. 物理治疗

遵医嘱给予冷疗、微波治疗、超声波治疗、短波治疗等物理治疗。

5. 小夹板外固定/支具的护理

（1）将患肢固定于功能位，松紧适宜，以布带能在夹板或支具上下移动 1 cm 为标准。

（2）注意观察患者局部情况，患肢肢端皮肤温度和颜色、动脉搏动、毛细血管充盈时间及被动活动手指时的反应。如出现异常情况，及时告知医师。

（3）复位后即开始握拳练习的功能锻炼，主动进行手部握拳、伸指功能训练。握拳时掌指关节尽量完全屈曲，伸指时要尽全力，每个动作保持时间至少 10 秒。

【健康教育及康复指导】

腕手关节严重损伤后如不立即处理可能出现感染、组织坏死、神经不可逆损伤等情况。本病患者即使得到及时、正确的处理，也常伴有手腕关节功能障碍。早期肿胀是常见的症状，也是导致腕手关节僵硬和发生反射性交感神经营养不良综合征的原因；中后期常伴有活动度、肌力和感觉功能下降，严重影响患者的日常生活活动能力，甚至出现心理焦虑的问题。

1. 指导目标

（1）住院期间：

1）患者能正确面对疾病，树立康复的信念与信心。

2）患者能掌握与疾病相关的用药知识及疾病观察知识。

3）患者不发生失用综合征等并发症。

（2）出院后：

1）逐渐增加腕关节的活动度，促进腕关节功能恢复，加强锻炼，避免再次受伤而加重损伤。

2）患者能掌握功能锻炼的方法，如握力/捏力训练、关节活动度（ROM）训练、协调及灵活性训练。

3）患者能演示自我护理技能及功能锻炼方法。

2. 康复护理指导

提高患者对腕手关节损伤的认识，鼓励患者及其家属主动积极配合治疗。康复功能锻炼的方法与时机要把握好，应根据患者受伤的程度制订不同的训练方案，在医护人员的正确指导下进行功能锻炼。

（1）体位指导：站位时以三角巾悬挂患肢于水平位，卧位时将患肢垫于 15 cm 高软枕上或置于胸前，以促进淋巴液和静脉血液回流，使患肢处于休息位、功能位或保护位等。

（2）日常生活锻炼：包括日常生活活动能力练习，如进食、洗澡、穿衣等家务劳动训练，手工艺训练和生活技能训练，如使用各种器具、计算机等。指导患者正确使用冰敷，肿痛严重者可每小时使用15 分钟，每隔 1 小时 1 次；运动疗法或作业疗法后使用 10～15 分钟。要特别重视各腕手小关节的滑动手法的应用，加强日常生活训练如夹弹珠、穿针、敲击电脑键盘等训练，提高腕手的灵活性、协调性。

（3）功能锻炼：

1）急性期：骨折和肌腱损伤主张早期介入主动运动，未受累的肩肘关节进行主动运动，预防关节粘连。

2）缓解期：

①屈肌腱修复术后的中期康复训练：逐步增加屈肌腱活动范围，允许患指主动完成轻微屈指练习。

②伸肌腱修复术后的中期康复训练：3 周以后，去除掌侧夹板，嘱患者继续主动屈指练习和依靠弹力牵引被动伸指练习。可采用手CPM 机治疗，防止制动引起的关节挛缩、粘连，改善关节活动度。

3）康复期：

①手功能训练：包括握力/捏力训练，关节活动度（ROM）训练。

②协调及灵活性训练：以发展肌肉协调能力为目标，常用于获得3 级以上肌力的患者，如插孔板游戏。

③增加关节活动度：若长期制动或粘连严重者，多采取关节粘连传统松解术，一般应在骨关节损伤足够稳定但不一定完全愈合后，方能开始松动。对于单指关节损伤引起关节僵直者，可采用单指按压法。切记避免暴力手法，以免造成新的损伤。

④肌力和耐力训练：骨折和肌腱损伤者由主动运动逐渐加大为抗阻运动。神经损伤者肌力为 0 级时，通过被动运动，预防肌萎缩及关节活动度受限。随肌力增加，分别采取助力运动、负荷运动及抗阻运动。

3. 其他常规指导

（1）生活起居指导：手部保暖，使血液循环正常。在日常生活中锻炼上肢及手功能，学会使用支具，预防肢体失用综合征、继发性损伤（如擦伤、烫伤、冻伤等）、患肢肿胀以及各类感染的发生等。

（2）情志调护：向患者介绍本疾病的发生、发展及转归，取得患者理解和配合，采用沟通交流、说理开导等方法使患者保持心情愉悦。

（3）饮食指导：见第一章第二节饮食指导中血瘀气滞证、营血不调证、气血不足证饮食指导。

4. 出院指导

指导患者患肢保暖，避免再次损伤，加强患肢功能锻炼，动态观察腕关节功能情况，并及时调整锻炼时间、次数及强度。嘱患者定期门诊复查，动态观察腕关节功能情况，并及时调整锻炼时间、次数及强度。

5. 评价

（1）功能评价：

1）关节活动度测试：测试掌指关节（MP）、近端指间关节（PIP）和远端指间关节（DIP）的主动及被动活动范围，以及手关节总主动活动度（TAM）较入院时有无改善。

2）肢体肿胀程度评定：肢体肿胀基本消失。

3）疼痛评定：不痛或疼痛评分有改善。

（2）健康教育评价：

1）患者能复述康复方法、注意事项。

2）患者能演示腕关节锻炼动作要领，未发生因锻炼方法不当所致的并发症。

3）患者能遵从出院指导内容并按时门诊复查。

二、肩袖损伤

肩关节前外侧的疼痛，原来属于肩关节周围炎，现代医学认为绝大部分是因为肩袖疾病和肩峰下间隙功能紊乱所致。引起这一区域病变的因素十分广泛，包括原发、继发性撞击，内撞击，喙突撞击和肩袖内部的退化等，统称为肩袖损伤。

【病名】

中医病名：伤筋病（TCD 编码：BGS000）

西医病名：肩袖损伤（ICD－10 编码：T14.901）

【常见证候要点】

1. 肝肾亏损证

肝肾亏损证患者发病年龄偏大，起病缓慢，肩部隐隐作痛，昼轻夜重，活动不利，劳累加重休息减轻，喜热怕冷。舌质淡或暗红、少苔乏津，脉细数乏力。

2. 血瘀气滞证

血瘀气滞证多见于急性发作时或血瘀气滞早期，有外伤史，肩部肿胀、压痛、活动障碍。舌质暗紫，脉涩或弦。

3. 混合证

混合证多见于疾病的慢性期或年老体弱的患者，为以上二证的组合或偏某型。

【护理评估】

1. 患肢血液循环评估

评估皮肤颜色、温度、桡动脉搏动情况。

2. 患肢疼痛评估

采用视觉模拟评分法（VAS）评估疼痛的程度，了解疼痛的诱因和性质。

3. 患肢肿胀评估

采用目测法或测量肢体周径法。观察肿胀部位、分级。

4. 神经功能评估

检查桡神经、正中神经及尺神经感觉及肌力情况。

5. 功能评定

(1) 关节活动度采用量角器对肩关节屈伸角度进行测量。

(2) 肌力采用 MMT 徒手肌力评定法。

(3) 肩关节功能评分使用 ASES 评分表。

【常见症状/证候施护】

1. 疼痛护理

(1) 体位护理：指导患者卧床休息，取平卧位或半坐卧位。术后立即戴肩关节外展包，保持肩关节外展 15～30°，肘关节屈肘 90°固定。

(2) 镇痛护理：遵医嘱给予穴位按摩、中药贴敷、耳穴贴压（耳穴埋豆）、冰敷等中医及物理治疗，观察治疗后患者疼痛是否缓解，如无缓解，加用镇痛药物。

(3) 支具护理：支具放置不当可引起疼痛，及时调整肩关节外展包肩带的松紧度，观察肢体远端的感觉、运动和血液循环情况。

2. 关节功能障碍护理

(1) 评估患者双上肢肌力及活动度，对肌力下降及活动严重受限者，做好生活护理、安全防护措施，防止意外事件发生。

(2) 做好健康教育，指导患者进行肩关节的主、被动功能锻炼，提高肌肉强度和耐力。

(3) 遵医嘱给予物理治疗如中频脉冲治疗、TDP 等，或采用中药涂擦、中药贴敷、穴位按摩等治疗。

3. 肿胀护理

(1) 评估患者肢体肿胀的程度，使用软枕抬高患肢，保持患肢高于心脏水平 20～30 cm，以利于血液循环，促进肿胀消退。

(2) 指导患者进行手部的主动握拳练习，每日握拳 300～500 次。可在患肢端给予轻抚、推压消肿，以促进患肢肿胀消退。

4. 神经损伤护理

观察有无正中神经、桡神经、尺神经损伤症状。

（1）正中神经损伤表现为拇指、示指（食指）、中指不能屈曲，拇指不能外展和对掌，形成典型的"猿状手"畸形，拇指、示指、中指及环指一半掌面及诸指末节背面感觉消失。

（2）尺神经损伤表现为患肢出现小指、环指指间关节不能伸直，以及典型的"爪形"畸形。

（3）桡神经损伤可出现垂腕、伸指及拇指外展功能丧失，手背面皮肤感觉消失。

（4）鼓励并指导患者做前臂、上臂的肌肉锻炼，防止肌萎缩。辅助患肢前臂、上臂的肌肉按摩，促进局部血液循环。

（5）遵医嘱给予口服或注射营养神经药物、针灸治疗以促进神经恢复。

【中医特色康复护理】

1. 内服中药

中药汤剂每日一剂，分早、中、晚三次，每次 150 ml 温服。

（1）肝肾亏损型：偏阳虚者，用小活络丸加金匮肾气丸，各口服 6 g，每日 2 次；偏阴虚者方用六味地黄丸加小活络丸，各口服 6 g，每日 2 次，用于补肝益肾，通络止痛。

（2）血瘀气滞型：内服三七口服液、玄胡片、创伤宁片、玄胡伤痛宁片等。方药：桃红四物汤加减，用于活血化瘀，行气止痛。

（3）混合型：根据具体情况进行加减配伍用药，选方兼而有之或偏于一方加减，用于补益肝肾兼以活血通络，或活血行气兼顾补益正气。

2. 外用中药

（1）急性发作时或血瘀气滞型早期，外用二黄新伤膏（药）；局部发热者，加大黄、地骨皮；痛甚者，加乳香、没药。

（2）肝肾亏损型或者慢性期，外用丁桂活络膏及活血散瘀、软筋化坚熏洗药煎水熏洗。

3. 中医特色康复技术

根据医嘱，适当运用下列中医护理操作。

（1）中药贴敷：局部敷减轻肿胀。

（2）中药涂擦：局部涂擦减轻肿胀。

（3）穴位按摩：常选肩贞、肩髃、肩髎、肩井、阿是穴等减轻肿胀。

（4）耳穴贴压（耳穴埋豆）：常选神门、脑点、肾上腺、上下耳根等穴位镇痛、安神。

4. 物理治疗

遵医嘱给予冷疗、中频脉冲治疗等物理治疗。

【健康教育及康复指导】

肩袖损伤按损伤程度可分为挫伤、不完全断裂及完全断裂三类，一般认为，3 周以内的损伤属于新鲜损伤，3 周以上的属于陈旧性损伤。新鲜肌腱断裂断端不整齐，肌肉水肿，组织松脆，盂肱关节腔内有渗出。陈旧性断裂断端已形成瘢痕，光滑圆钝，比较坚硬，关节腔内有少量纤维素样渗出物，大结节近侧的关节面裸区被血管翳或肉芽组织覆盖。

1. 指导目标

（1）住院期间：

1）患者了解疾病的概况、治疗、预后及转归。

2）住院期间严格遵守肩关节制动，戴肩关节外展包制动。

3）肘关节及腕关节每日正常活动与锻炼。

（2）出院后：

1）定期专科门诊复诊，患者能简述肩关节的功能锻炼方法。

2）手术患者 6 周后逐渐开始在卧床状态下进行无重力的肩关节辅助前屈上举活动，能够循序渐进地进行功能锻炼。

3）患者能复述出院后注意事项等。

2. 康复护理指导

肩袖损伤术后早期（1～4 周）绝对禁止肩关节的主、被动前屈上举动作，因为肩袖做了缝合与修补手术后，肌腱需要时间逐渐愈合，所以需要肩关节的制动休息。锻炼的时间也需要根据肩袖损伤的程度来加以区分。锻炼过早，肌腱没有愈合，有可能会再次发生断裂。

（1）指导患者卧床休息，取平卧位或半坐卧位。术后立即戴肩关节外展包，保持肩关节外展 15～30°，肘关节屈肘 90°固定。

（2）腕关节及手指屈伸练习：手术后即刻开始做手指屈伸练习。让患者抓握有收缩性的弹力小球，让其进行抓握练习，每日 3 次，每次 5～10 分钟。

（3）术后 1～4 周：指导患者进行肘关节屈伸练习。每日打开外展支具两次，进行肘关节的屈伸锻炼，每次 10～15 分钟。

（4）术后 4～6 周：指导患者在无痛范围内进行肩关节的被动活动训练，但肩关节活动应控制在肩平面以下。肘关节屈伸、腕及手的握力、钟摆、画圈训练，治疗结束后冰敷 5～10 分钟。

（5）术后 7～12 周：指导患者增强肌力康复训练，增加肩关节主动活动范围的训练，尽可能完成所有平面的肩关节最大范围的运动。每次 5～10 分钟，每日 2 次或 3 次。

（6）术后 12 周以后：指导患者逐渐开始进行日常生活活动中肩关节灵活性和协调性训练、本体感觉训练、技巧训练及姿势矫正。

（7）术后 6 个月：指导患者抗阻训练，抱球稳定性练习，增强肩胛骨周围肌力和本体感觉功能，纠正肩胛骨姿势，加强肩胛骨平面的肌力训练，强化肩胛骨稳定性练习。

（8）日常生活锻炼：可根据患者情况做一些力所能及的日常生活事务，比如系纽扣、握筷、握笔等，以锻炼手指的灵活度及肘关节屈伸。

3. 其他常规指导

（1）生活起居指导：

1）指导患者戒烟，室内勿放鲜花等可能引起过敏的物品，避免花粉及刺激性气体的吸入。

2）尽量避免去人群密集的公共场所，避免发生跌撞加重病情。

（2）情志调护：疼痛时出现情绪烦躁，用转移注意、移情易性法改善患者的情绪。让患者闭目静心全身放松，平静呼吸，以达到周身气血流通舒畅。

（3）饮食指导：见第一章第二节饮食指导中肝肾亏损证、血瘀气滞证饮食指导。

4. 出院指导

（1）嘱手术患者定期门诊复查，动态观察肩关节韧带修复情况，并及时调整锻炼时间、次数及强度，患肢半年内不得负重。

（2）若伤口未拆线，应定期门诊复查，定期换药，术后 14 天到医院拆线。拆线前，伤口注意防水，忌洗浴。

5. 评价

（1）功能评价：

1）肩关节功能评价：使用 ASES 评分表。ASES 评分为美国肩肘外科协会制定的肩关节功能评价标准，包括疼痛（50%）和生活功能（50%），满分为 100 分，分数越高表示肩关节功能越好。

2）疼痛评定：采用视觉模拟评分法（VAS），比较康复前后的疼痛改善情况。

3）关节活动度评定：使用量角器测量关节总体活动度（TAM），比较康复前后肩关节主动活动度的改善情况，评价肩关节前屈、上举、内外旋的角度并记录。

（2）健康教育评价：

1）遵从循序渐进的原则，患者掌握正确的功能锻炼方法。

2）患者能遵从出院指导内容并按时门诊复查。

3）患者能复述康复方法、注意事项。

三、肱骨干骨折

肱骨干骨折是指凡发生于肱骨外科颈以下 1～2 cm 至肱骨髁上 2 cm 的骨折均称为肱骨干骨折。该骨折多见于青年人。骨干中段骨折常见，下段次之。

【病名】

中医病名：骨折病　BGG000（TCD 编码：BGG000）

西医病名：肱骨干骨折（ICD-10 编码：S42.302）

【常见证候要点】

1. 血瘀气滞证

血瘀气滞证多见于骨折早期，伤后 1~2 周。肌肉、经脉受损，血离经脉，瘀积不散。其主证是气血凝滞而产生的局部肿胀、疼痛。口渴，尿赤，便秘。舌质红或有瘀斑、苔黄，脉浮数或脉浮紧。

2. 气血不和经脉瘀阻证

气血不和经脉瘀阻证多见于骨折中期，伤后 3~4 周。虽损伤症状改善，肿胀瘀阻渐趋消退，疼痛逐步减轻，但瘀阻去而未尽，疼痛减而未止；骨折未连或骨连未坚，痛减，肿消未尽等。舌质暗红、苔薄黄，脉弦。

3. 肝肾亏虚证

肝肾亏虚证多见于骨折后期，受伤 4 周后。瘀肿已消，但筋骨尚未坚定，功能尚未完全恢复，气血亏损，体质虚弱。骨折未连或骨连未坚，可伴有头晕眼花，面色淡白或腰膝酸痛，肢体萎软等；神疲乏力，或少气懒言。舌质淡、苔薄，脉细。

【护理评估】

1. 患肢血液循环评估

评估皮肤颜色、温度及桡动脉搏动情况。

2. 患肢疼痛评估

采用视觉模拟评分法（VAS）评估疼痛的程度，了解疼痛的诱因和性质。

3. 患肢肿胀评估

采用目测法或测量肢体周径法。观察肿胀部位、程度，有无张力性水疱。

4. 神经功能评估

检查桡神经、正中神经及尺神经感觉及肌力情况。

5. 功能评定

（1）关节活动度采用量角器对肘关节屈伸角度进行测量。

（2）肌力采用 MMT 徒手肌力评定法。

（3）肘关节功能评分采用肘关节 Mayo 评分。

【常见症状/证候施护】

1. 疼痛护理

（1）体位护理：取平卧位或半卧位休息，肩关节保持内旋外展位，肘关节屈肘 90°，使用前臂吊带或肩关节外展包固定。

（2）镇痛护理：给予中医及物理治疗，观察治疗后的效果，及时向医师反馈。必要时药物镇痛治疗。

（3）小夹板护理：及时调整小夹板束带的松紧度。小夹板外固定过紧引起的疼痛，放松可以缓解。小夹板外固定过松引起骨折端移位可引起疼痛，应报告医师，检查后重新复位、固定等。观察肢体远端的感觉、运动和血液循环情况。

2. 肿胀护理

（1）使用软枕抬高患肢，保持患肢高于心脏水平 20~30 cm，以利于血液循环，促进肿胀消退。

（2）伤后即指导患者行手部的主动握拳练习。可在患肢端给予轻抚、推压消肿，以促进患肢肿胀消退。在肿胀加剧和消退的过程中，应注意调节小夹板固定的松紧度，以免引起受压或移位。

（3）遵医嘱给予中药涂擦、中药外敷、中频脉冲治疗、冰敷等治疗，观察治疗后的效果。

3. 神经损伤护理

（1）合并有桡神经损伤者，出现垂腕畸形，患者出现手背桡侧皮肤感觉麻木，伸拇指及伸掌指关节功能丧失，拇指不能外展，立即报告医师。为防止桡神经的进一步损伤，患肢应置于屈肘位，可用软枕垫起，使损伤组织处于无张力状态。

（2）患肢复位固定后即鼓励并指导患者做肌肉锻炼，防止肌萎缩，辅助患肢远端向近端做向心性按摩，促进局部血液循环。

（3）遵医嘱给予口服或注射营养神经药物、针灸治疗，以促进神经恢复。

4. 肢端血液循环障碍护理

（1）注意观察患肢皮肤温度、颜色，动脉搏动情况，毛细血管充盈时间及被动活动手指时的反应等。

（2）如出现患肢肢端皮肤温度下降，皮肤颜色变深，动脉搏动减弱，麻木，毛细血管充盈时间延长，被动活动手指时引起剧痛，应立即去除一切外固定和敷料，必要时切开减压。

5. 肢体乏力护理

（1）伤后1周开始肘关节主动屈伸练习，并可适当按摩前臂、肘部，中量骨痂时增加肩、肘关节功能练习，直至恢复全部功能。

（2）注意保护患肢，严禁猛力扳扯及扭转患肢。

（3）遵医嘱给予中频脉冲治疗，以促进血液循环，促进骨折愈合。

（4）遵医嘱给予红外线烤灯治疗，舒筋通络，活血化瘀消肿。

【中医特色康复护理】

1. 内服中药

中药汤剂每日一剂，分早、中、晚三次，每次150 ml温服。

（1）气滞血瘀证（骨折早期）：口服七味三七口服液，创伤宁、玄胡伤痛宁等中成药，解毒止血汤、桃红四物汤加减等中药汤剂以活血化瘀、消肿止痛。

（2）气血不和，经脉瘀阻证（骨折中期）：口服接骨丸、归香正骨丸、益尔力口服液，以活血化瘀，强筋接骨。

（3）肝肾亏虚证（骨折后期）：给予补益肝肾的药物。

2. 外用中药

治疗期间遵医嘱正确用药，骨折早期局部敷消肿止痛新伤药水，骨折中期和后期在骨折部位给予中药三黄水外敷，以活血化瘀，强筋接骨。

3. 中医特色康复技术

根据医嘱，适当运用下列中医护理操作。

（1）中药贴敷：肿胀部位使用。

（2）中药涂擦：肿胀部位使用。

（3）穴位按摩：常选肩髃、肩前、肩贞、肩三针减轻肿胀。

（4）耳穴贴压（耳穴埋豆）：常选神门、脑点、肾上腺、上下耳根等穴位镇痛安神。

4. 物理治疗

遵医嘱给予冷疗、TDP、中频脉冲治疗等物理治疗。

5. **手法整复、小夹板外固定护理**

（1）整复固定前告知患者及其家属整复固定的必要性、方法及配合注意事项。

（2）整复固定后注意观察患者患肢肢端皮肤温度、颜色，动脉搏动情况，毛细血管充盈时间及被动活动手指时的反应。如出现异常情况，及时告知医师。

（3）观察小夹板固定松紧度，以束带能在夹板上上下移动 1 cm 为标准。

（4）复位后即开始患手、腕关节的主动屈伸运动和握拳练习等功能锻炼。

（5）注意观察患肢肘关节周围及腋下皮肤情况，防止小夹板下方的棉垫滑脱，使小夹板直接压迫皮肤，造成压疮。

（6）如肿胀明显，并伴有张力性水疱，应及时通知医师处理张力性水疱。

【健康教育及康复指导】

肱骨干骨折一般为直接暴力、传导暴力、旋转暴力所致，多见于成年人。其特点是疼痛、局部肿胀、上臂有短缩或成角畸形、活动功能丧失、异常活动与骨擦音。肱骨干骨折常由较大外力引起，骨与软组织损伤较重，骨愈合能力及塑形能力减弱，因此需重视骨折的复位与固定。大多数肱骨干横行或短斜形骨折可采用非手术方法治疗。对于反复手法复位失败、骨折端对位对线不良、骨折有分离移位或骨折断端有软组织嵌入、合并神经血管损伤、陈旧性骨折不愈合、影响功能的畸形愈合、多发骨折以及开放性骨折等，则需手术治疗。内固定应慎用，以免损伤局部重要结构。骨折断端如果无重叠和旋转畸形，骨折预后常常良好。通过积极主动的功能锻炼，一般不影响肩关节和肘关节的正常活动功能。

1. 指导目标

（1）住院期间：

1）维持骨折断端位置稳定。

2）减轻疼痛，减少并发症的发生。

（2）出院后：

1）继续维持小夹板外固定，避免再次骨折错位，促进骨折早期愈合，促进肩关节和肘关节功能的恢复。

2）患者及其家属能够简述疾病的相关知识，掌握饮食要求，作息要求，疾病相关防治知识，并且能够正确执行。

3）患者及其家属了解疾病相关用药知识及疾病观察知识。

4）患者掌握正确的功能锻炼方法，能够循序渐进地进行肘关节、腕关节、手指的屈伸，逐步达到患肢功能障碍的全面恢复，早期生活自理，预防局部与全身的并发症。

5）患者能复述出院后注意事项。

2. 康复护理指导

肱骨干骨折康复治疗原则以恢复肩关节的前屈上举、肘关节屈伸功能和上肢肌肉的力量，预防肩关节和肘关节的功能障碍为主。应达到肩关节前屈上举、肘关节屈伸正常，前臂旋转功能正常。在肱骨干骨折康复过程中，严禁暴力被动活动肩肘关节；鼓励患者早期进行主动功能锻炼，促进血液循环，减轻肿胀，预防肌肉粘连与萎缩。

（1）手术治疗：

1）术后早期指导患者使用颈腕吊带保护患肢，可在不引起疼痛的范围内开始被动功能锻炼，可做洗脸、进餐、写字等日常生活运动。患肢早期的疼痛消失后可开始进行钟摆运动，可进行肩袖、二头肌、三头肌的等长收缩运动。

2）建议在 4~6 周内肩关节的前屈上举和外展不超过 90°。

3）手术后 6 周开始肩关节无限制的各项活动，避免发生应力集中在骨折处，待骨折初步愈合后开始抗阻力练习，术后 3 个月后逐渐恢复日常生活运动。

（2）非手术治疗：

1）鼓励患者取半坐卧位，用力做握拳活动，让上肢肌肉做收缩及舒张活动，保持骨折对位，轻度成角、侧方移位及游离骨片还可逐渐矫正。粉碎性骨折及横断骨折要防止分离，一旦发现要及时矫正。

2）骨折复位固定后，指导其进行手指、腕关节的屈伸活动和用力握拳活动。

3）伤后5～7天后，握紧拳头，开始做患侧肘关节主动的屈伸活动，通过上臂肌肉的主动收缩活动产生骨折断端的微动，以促进气血运行，达到消肿止痛的目的，同时刺激骨痂形成。但应注意避免前臂旋转所致的上臂剪切力，可在患者体侧放置一个光滑的木板或铁板，指导患肢在该木板或铁板所在平面内进行肘关节屈伸活动。

4）指导患者2～3周后开始进行患肢钟摆运动，伤后4周内该活动越多越好。待摄片提示有骨痂形成后逐渐减少活动量；同时鼓励患者逐渐做肩部练功活动如耸肩活动和肩部后伸的扩胸活动。

5）4～6周，患者自觉臂部有力，即表示骨折已初步连接。经X线检查确诊已临床愈合，即可解除外固定。然后逐渐做肩关节的各种方向活动，重点是肩外展和外旋运动，防止肩关节因固定时间长而致创伤性肩关节僵硬。

6）2～3个月后关节功能大部分恢复，即可逐渐从事轻活动。例如，用患肢端碗、夹菜、刷牙、系裤带等。

3. 其他常规指导

（1）生活起居指导：

1）夏季注意避免大量出汗，以免引起棉垫滑脱，小夹板直接长时间压迫皮肤，造成压疮。

2）冬季应注意患肢的保暖，使用厚棉垫在小夹板内给予包裹。

3）嘱患者禁止吸烟与饮酒。

（2）情志调护：因肱骨干骨折保守治疗时间较长，采用沟通交流、说理开导、转移注意、移情易性等方法消除患者的焦虑情绪，使其克服对疾病的恐惧与畏难心理。

（3）饮食指导：见第一章第二节饮食指导中血瘀气滞证、气血不和经脉瘀阻证、肝肾亏虚证饮食指导。

4. 出院指导

（1）非手术治疗：定期门诊复查，保守治疗患者定期到门诊调整小夹板束带松紧度，及时调整小夹板，每天循序渐进进行功能锻炼，动态观察肩关节外展内收与肘关节屈伸情况，并及时调整锻炼时间、次数及强度。无医师的指导，不得拆除小夹板。半年内患肢禁止负重。

（2）手术治疗：定期门诊复查，每天循序渐进进行功能锻炼，动态观察肩关节外展内收与肘关节屈伸情况，并及时调整锻炼时间、次数及强度。半年内患肢禁止负重。

5. 评价

（1）功能评价：

1）肘关节功能评定：Mayo 肘关节功能评分较康复前有改善。评分系统从患者疼痛、活动度、稳定性以及 ADL 能力等方面进行综合分析。总分为 100 分，大于或等于 90 分为优，75～89 分为良，60～74 分为可，小于 60 分为差。

2）肢体肿胀程度评定：康复前后肢体肿胀程度有所改善。

3）疼痛评定：康复前后的疼痛有所改善。

4）关节活动度评定：使用量角器测量手关节总主动活动度（TAM），比较康复前后肘关节主动活动度的改善情况。

（2）健康教育评价：

1）患者能复述康复方法、注意事项。

2）患者能演示肩部、肘部及腕关节锻炼动作要领，未发生因锻炼方法不当所致的并发症。

3）患者能遵从出院指导内容并按时门诊复查。

四、桡骨远端骨折

桡骨远端骨折指桡骨下端距桡腕关节面 2～3 cm 范围内的骨折。中年人和老年人多见，儿童多为桡骨远端骨骺分离。

【病名】

中医病名：骨折病（TCD 编码：BGS000）

西医病名：桡骨远端骨折（ICD-10 编码：S52.801）

【常见证候要点】

1. 血瘀气滞证

由于经脉受伤，气血受损，气血瘀滞，局部出现肿胀、疼痛，胃纳不佳。舌质淡红、苔薄白，脉弦紧。伤后 1～2 周内，可进行手法整复治疗，但初期常肿胀严重，可伴有张力性水疱。

2. 瘀血阻滞证

经初步治疗，局部瘀血、肿胀消退，疼痛减轻，新血渐生，筋骨虽续而未坚，活动仍受限。舌质暗红、苔薄白，脉弦缓。伤后 3～4 周，肿胀逐步消退，有明显骨痂生长，骨折断端相对稳定，手法复位困难。此时如需要复位，应在麻醉下行骨折复位。

3. 肝肾不足证

骨折基本愈合，功能初步恢复，但筋骨尚未坚实强壮，气血不足。舌质淡、苔白，脉虚细。伤后 4 周以上，骨折断端成熟骨痂形成，逐步塑形改造，已相当稳定。

【护理评估】

1. 患肢疼痛评估

采用视觉模拟评分法（VAS）评估疼痛的程度，了解疼痛的诱因和性质。评估患肢肢端血液循环。

2. 患肢肿胀评估

评估肿胀部位、程度以及伴随的症状，并做好记录。

3. 神经功能及肌力评估

评估桡神经、正中神经和尺神经的感觉及运动等情况，肌力采用 MMT 徒手肌力评定法。

4. 功能评定

（1）关节活动度：采用量角器对腕关节屈伸及前臂旋转范围进行测量。

（2）关节肿胀：采用目测法或容器法。

（3）腕关节功能评分：采用 Dienst 腕关节功能评分。

【常见症状/证候施护】

1．疼痛护理

（1）体位护理：小夹板固定自然下垂、肘关节屈曲90°、前臂中立位、手半握拳、拇指对掌位，前臂三角巾悬吊。卧位时自然伸臂并将前臂抬高与心脏成水平位。

（2）镇痛护理：观察小夹板包扎的松紧度，以布带能在夹板上上下移动1 cm为标准。

（3）观察有无神经受压情况：肢端末梢的感觉，有无麻木，活动是否自如，有异常，找原因，通知医师处理。

2．肿胀护理

（1）观察骨折部位肿胀、血运情况；外固定包扎的松紧度，以布带能在夹板上上下移动1 cm为标准。

（2）根据患肢肿胀情况，及时告知医师，调整布带松紧度。

（3）观察患肢皮肤温度和颜色、动脉搏动、毛细血管充盈时间及被动活动手指时的反应等。

（4）小夹板及外固定拆除后遵医嘱进行中药涂擦、中药熏洗、红外线治疗等，可促进瘀血吸收，促进肿胀消退，为功能的恢复创造条件。观察治疗后的效果，及时向医师反馈。

3．关节功能障碍护理

（1）评估患者肢端的感觉，有无麻木，活动是否自如，有异常。

（2）做好健康教育，教会患者起床活动、生活自理的注意事项。

（3）指导患者进行功能锻炼。

【中医特色康复护理】

1．内服中药

中药汤剂每日一剂，分早、中、晚三次，每次服用150 ml。

（1）血瘀气滞证（骨折早期）：内服七味三七口服液、玄胡伤痛片、创伤消肿片。

（2）瘀血阻滞证（骨折中期）：内服归香正骨丸或双龙接骨丸。

（3）肝肾不足证（骨折后期）：内服益尔力口服液、血藤当归胶囊。

2. 外用中药

解除固定后运用郑氏舒活酊涂擦，同时给予活血散瘀洗药、软筋化坚洗药进行熏洗。

3. 中医特色康复技术

根据医嘱，适当运用下列中医护理操作。

（1）中药贴敷：骨折早中期肿胀部位应用。

（2）中药涂擦：肿胀部位应用。

（3）中药熏洗：骨折中后期应用。

4. 物理治疗

遵医嘱给予冷疗、TDP、中频脉冲治疗等物理治疗。

5. 手法整复、小夹板外固定的护理

（1）宣教：整复固定前告知患者及其家属整复固定的必要性、方法及配合注意事项。

（2）局部情况观察：整复固定后注意观察患者患肢肢端皮肤温度和颜色、动脉搏动、毛细血管充盈时间及被动活动手指时的反应。如出现异常情况，及时告知医师。

（3）小夹板松紧度观察：以布带能在夹板上上下移动 1 cm 为标准。

（4）功能锻炼：整复固定后麻醉药效消失，患者感觉正常后，即可指导并协助患者进行功能锻炼。

【康复指导及健康教育】

桡骨远端骨折发生在桡骨远端 2～3 cm 范围内，多为闭合骨折。桡骨远端骨折可累及位于腕关节周围的正中神经、尺神经和桡神经感觉支，常引起剧烈疼痛，正中神经损伤除支配区感觉迟钝外还可伴有大鱼际肌萎缩，拇指外展功能受限。

1. 指导目标

（1）住院期间：

1）疼痛缓解或减轻，舒适感增加。

2）保证小夹板有效固定直至骨折愈合。

3）患者焦虑程度减轻，能复述小夹板外固定配合的注意事项。

（2）出院后：

1）患者了解康复功能锻炼知识，能演示自我护理技能及功能锻炼方法。

2）注意及时纠正影响骨折愈合的不利因素，治疗相应疾病，防止各种并发症。

2.康复护理指导

桡骨远端骨折绝大多数预后良好，可无任何后遗症。粉碎型骨折和骨折线累及关节者，可残留后遗症。因此，对此种类型应强调功能恢复为主并注重功能锻炼。

（1）体位指导：

1）骨折初期以卧床休息为主，取舒适体位，卧床时帮助患者的患肢摆放舒适，保持固定位置，抬高患肢30°。

2）站立或坐位时肘关节屈曲90°，前臂旋前中位，绷带或三角巾悬挂于胸前。

（2）功能锻炼：

1）骨折早期治疗方法：在复位固定后当天，指导患者做肱二头肌、肱三头肌等张收缩练习，防止肌腱粘连和肌萎缩。患肢未固定关节的活动，包括肩部悬挂位摆动练习，肘关节主动屈伸练习，指间关节及掌指关节的主动屈伸活动，并逐渐增加运动幅度及用力程度。

2）骨折中期治疗方法：指导患者继续坚持手指抓握锻炼及手指的灵活性锻炼。肩、肘关节伸屈运动。

3）骨折后期治疗方法：指导患者加强手指抓握锻炼及手指的灵活性锻炼，增加腕关节屈伸及前臂旋转功能活动。

4）注意在康复训练中，宜循序渐进，忌用暴力强扳，以免引起新的损伤。

3.其他常规指导

（1）生活起居指导：

1）避免外感风邪，保持夹板位置固定，不随意调节小夹板。

2）冬季应注意患肢的保暖，使用厚棉垫在小夹板内给予包裹。

3）嘱患者禁止吸烟与饮酒。

（2）情志调护：介绍同种疾病治疗痊愈出院的病例，消除其焦虑情绪，克服对疾病的恐惧与畏难心理，改善其治疗的依从性。鼓励家属多陪伴患者，给予患者情感支持，增强其治疗疾病的信心。

（3）饮食指导：见第一章第二节饮食指导中血瘀气滞证、瘀血阻滞证、肝肾不足证饮食指导。

4. 出院指导

（1）嘱患者定期门诊复查，动态观察肢端血液循环情况，掌指关节、指间关节屈伸情况，及时调整锻炼时间、次数及强度。

（2）患者不可过早负重，根据 X 线检查结果，再决定患肢提重物的时间，以免影响骨折愈合。

5. 评价

（1）功能评价：腕关节功能评分较康复前有明显改善。

（2）健康教育评价：

1）患者及其家属能够讲述疾病的转归。

2）患者及其家属掌握了正确的功能锻炼方法，能够积极主动地进行功能锻炼。

3）患者及其家属能够复述小夹板外固定配合的注意事项等。

五、锁骨骨折

锁骨骨折是指锁骨的连续性中断。"∽"形转折区的骨干横截面较薄，为力学上的薄弱区，锁骨骨折易发生于此。

【病名】

中医病名：骨折病（TCD 编码：BGS000）

西医病名：锁骨骨折（ICD - 10 编码：S42.001）

【常见证候要点】

1. 气滞血瘀证

气滞血瘀证见于骨折早期，患处肿胀、疼痛明显，活动受限。舌质淡红或淡暗、苔薄白，脉弦。

2. 气血不和、经脉瘀阻证

气血不和、经脉瘀阻证见于骨折中期，肿痛渐消，肢体酸痛，活动不利。舌质红或有瘀点、苔白，脉弦涩。

3. 肝肾亏虚证

肝肾亏虚证见于骨折后期，肿痛已消，肢体乏力，肌肉瘦削。舌质淡、苔少，脉沉弦数。

【护理评估】

1. 患肢疼痛评估

采用视觉模拟评分法（VAS）评估疼痛的程度，了解疼痛的诱因、性质、程度，评估肢端感觉、运动等情况。

2. 患肢肿胀评估

评估肿胀部位、程度以及伴随的症状，并做好记录。

3. 功能评定（骨折后期）

（1）关节活动度：采用量角器对肩关节活动角度进行测量。

（2）患处肿胀：采用目测法或容器法。

（3）肌力：采用 MMT 徒手肌力评定法。

（4）肩关节功能评分：采用 ASES 肩关节评分。

【常见症状/证候施护】

1. 疼痛护理

（1）体位护理：锁骨骨折不能立即行整复固定者，在卧床休息时应取低半卧位或平卧位，不用枕头，避免侧卧位。在患侧胸壁侧方垫一软枕，防止患肢肘部及上臂下坠。离床活动时，加用颈腕吊带悬吊患肢。局部用"8"字绷带固定的患者，经常检查固定情况，保持有效固定，松紧度要合适，腋下不要压迫太紧，以免损伤神经及发生压疮。用"8"字绷带包扎时禁忌做肩关节前屈、内收动作，以免腋部血管、神经受压。

（2）镇痛护理：观察双上肢的血液循环，出现肿胀、青紫、麻木等情况时系"8"字绷带包扎过紧所致。嘱患者双手叉腰，保持挺胸抬头，尽量使双肩外展、后伸。如上述症状不能缓解，应及时通知医师，适当调整外固定的松紧度，直至症状消失。

2. 肿胀护理

（1）评估肿胀的部位、程度以及伴随症状，并做好记录。伤后

48 小时内冰敷，帮助医师及时调整外固定松紧度。

（2）指导患者进行未固定关节（肘、腕、指）屈伸运动，促进血液循环。

（3）遵医嘱局部给予中药涂擦、中药熏洗等。

【中医特色康复护理】

1. 内服中药

中药汤剂每日一剂，分早、中、晚三次，每次服用 150 ml。

（1）血瘀气滞证（骨折早期）：根据医师诊疗要求及患者年龄，内服七味三七口服液、玄胡伤痛片、创伤消肿片。

（2）瘀血阻滞证（骨折中期）：内服归香正骨丸或双龙接骨丸。

（3）肝肾不足证（骨折后期）：内服益尔力口服液、血藤当归胶囊。

2. 外用中药

解除固定后运用郑氏舒活酊涂擦，并用活血散瘀洗药、软筋化坚洗药进行熏洗，以达到舒筋活络、通利关节的作用。

3. 中医特色康复技术

根据医嘱，适当运用下列中医护理操作。

（1）中药贴敷：骨折早中期肿胀部位应用。

（2）中药涂擦：肿胀部位应用。

（3）中药熏洗：骨折中后期应用。

4. 物理治疗

遵医嘱给予冷疗、TDP、中频脉冲治疗等物理治疗。

5. 手法整复后的护理

（1）整复前告知患者整复方法及配合的注意事项。

（2）整复后注意观察患肢疼痛、肿胀、末端感觉、运动、皮肤颜色、皮肤温度等情况。

（3）观察外固定的松紧度，及时调整。

（4）复位 3~7 天后，拍片复查，视情况给予必要的处置。

（5）根据骨折分期逐渐进行功能锻炼。

【健康教育及康复指导】

锁骨骨折是常见的骨折之一。由于锁骨架于胸骨与肩关节之间，为唯一联系肩胛带与躯干的支架，骨干较细且弯曲，位置表浅，易发生骨折。除波及肩锁或胸锁关节及神经或胸腔受损者，绝大多数病例预后佳。

1. 指导目标

（1）住院期间：

1）患者疼痛缓解或减轻，舒适感增加。

2）保证"8"字绷带有效固定直至骨折愈合。

（2）出院后：

1）注意及时纠正影响骨折愈合的不利因素，治疗相应疾病，防止各种并发症。

2）患者了解康复功能锻炼知识，能演示自我护理技能及功能锻炼方法。

3）患者焦虑程度减轻，能复述"8"字绷带有效固定配合的注意事项。

2. 康复护理指导

局部固定后即开始练习握拳、伸掌、屈伸肘关节活动。

（1）骨折1周后可握拳、伸指、分指、腕屈伸、前臂内外旋等主动练习，幅度尽量大，逐渐增加用力。

（2）骨折后2周可增加捏小球，抗阻腕屈伸运动及被动或助力的肩外展、旋转运动。

（3）骨折后3周可增加抗阻的肘屈伸于前臂内外旋转；取仰卧位，头与双肘支撑做挺胸练习。

（4）骨折愈合解除外固定后，开展全面练习肩关节活动，做肩关节前伸、外展、后伸各方向的活动。各方向功能锻炼按"动静结合"的原则，分为等长收缩和等张收缩锻炼。肩关节最后做由外向内，逐渐加大的旋转环绕锻炼。功能锻炼时，强调双肩同时协同活动，避免体位代偿性改变而影响锻炼效果。

3. 其他常规指导

（1）生活起居指导：

1）夏季注意避免大量出汗，以免引起固定绷带松动。

2）冬季应注意患肢的保暖。

3）嘱患者禁止吸烟与饮酒。

（2）情志调护：采用沟通交流、说理开导、转移注意、移情易性等方法消除患者的焦虑情绪，使其克服对疾病的恐惧与畏难心理。

（3）饮食指导：见第一章第二节饮食指导中血瘀气滞证、气血不和、经脉瘀阻证、肝肾亏虚证饮食指导。

4. 出院指导

（1）患者不可过早负重，根据 X 线检查结果，再决定患肢提重物的时间，以免影响骨折愈合。

（2）嘱患者定期门诊复查，及时调整"8"字绷带，动态观察患肢疼痛、肿胀及运动等情况，及时调整锻炼时间、次数及强度。

5. 评价

（1）功能评价：肩关节功能评分较康复治疗前有所改善。

（2）健康教育评价：

1）患者及其家属能够讲述疾病的转归。

2）患者及其家属掌握了正确的功能锻炼方法，能够积极主动地进行功能锻炼。

3）患者及其家属能够复述小夹板外固定配合的注意事项等。

第二节　下肢疾病康复护理指导

一、膝关节僵硬

膝关节僵硬是指由于外伤或退行性改变等原因导致的以膝关节活动受限、影响患者正常步行等为主要表现的一组临床症状。常见于外伤导致的膝关节内骨折、胫腓骨上段骨折、股骨下端骨折、膝关节半月板损伤、膝关节韧带损伤、膝关节周围软组织损伤、膝关节退行性改变以及其他原因导致的膝关节纤维性僵硬，属中医"膝骨痹病"范畴。

【病名】

中医病名：膝骨痹病（TCD 编码：BNV090）

西医病名：膝关节僵硬（ICD‐10 编码：M25.661）

【常见证候要点】

1. 肾虚髓亏证

关节隐隐作痛，腰膝酸软，腰腿不利，俯仰转侧不利。伴有头晕，耳鸣，耳聋，目眩。舌质淡红、苔薄白，脉细。

2. 阳虚寒凝证

肢体关节疼痛，重者屈伸不利，天气变化加重，昼轻夜重，遇寒痛增，得热稍减。舌质淡、苔白，脉沉细缓。

3. 瘀血阻滞证

关节刺痛，痛处固定，关节畸形，活动不利，或腰弯背驼，面色晦暗。唇舌紫暗，脉沉或细涩。

【护理评估】

1. 患肢血液循环评估

评估膝关节及足部皮肤颜色、温度、毛细血管充盈情况及足背动脉搏动情况。

2. 患肢疼痛评估

采用视觉模拟评分法（VAS）评估疼痛的程度，了解疼痛的诱因、性质、程度及伴随的症状。

3. 患肢肿胀评估

用卷尺测量并记录双侧膝关节髌上 10 cm 围径及双小腿最丰满处周径。观察肿胀部位、程度，有无张力性水疱。

4. 神经功能评估

检查胫神经、腓总神经、腓浅神经感觉及肌力情况。

5. 功能评定

（1）关节活动度：采用量角器对膝关节屈伸角度进行测量；与健

侧膝关节相比，记录患侧髌骨活动度是否受限。

（2）肌力：采用 MMT 徒手肌力评定法对膝关节屈曲、伸展肌群进行肌力评定。

（3）患肢膝关节 KSS 评定、步态分析、等速或平衡功能测试。

【常见症状/证候施护】

1. 疼痛护理

（1）体位护理：患肢下垫枕置膝关节于伸直位，并抬高大于 30°，以促进淋巴液和静脉血液回流。

（2）镇痛护理：遵医嘱给予冰敷、中药封包、中药熏洗、蜡疗，以及物理治疗，如超声波治疗、微波治疗、偏振光治疗等，观察治疗后的效果，及时向医师反馈。

2. 肿胀护理

（1）体位护理：按照疼痛护理中体位护理要求进行护理。

（2）指导患者行患肢踝泵运动，或在肢端给予轻抚、推压消肿，以促进患肢肿胀消退。

（3）遵医嘱给予中药封包、中药熏洗、蜡疗、冰敷等，观察治疗后的效果。

3. 关节活动障碍护理

（1）鼓励并指导患者做踝泵运动、膝关节屈伸锻炼，辅助患肢按摩，促进局部血液循环。

（2）早期介入主动运动，根据患者受伤的程度制订不同的锻炼时间，采用不同的锻炼方法，在医师和治疗师的正确指导下进行功能锻炼。

【中医特色康复护理】

1. 内服中药

中药汤剂每日一剂，分早、中、晚三次，每次服用 150 ml。

（1）肾虚髓亏证：方药独活寄生汤。中成药宜追风透骨丸、消增强骨片等。

（2）阳虚寒凝证：方药当归四逆汤合阳和汤加减。中成药宜用桂附地黄丸等。

（3）瘀血阻滞证：方药桃红四物汤加减。中成药宜用七味三七口服液、玄胡止痛片等。

2. 外用中药

（1）外敷药：早期可用新伤软膏，中后期可用旧伤活络软膏、芪藤软坚散。隐痛不适可用丁桂活络膏。

（2）熏洗药：中后期依据局部具体情况使用活血化瘀洗药，软筋化结洗药，但注意温度不宜过高，以免烫伤和加重水肿。

（3）外搽药：选用郑氏舒活酊、云南白药外搽。

3. 中医特色康复技术

根据医嘱，适当运用下列中医护理操作。

（1）中药熏洗：中后期使用，可在关节松动治疗之前软坚化结。

（2）中药渍渍：中后期可用活血化瘀药水或软坚化结药水渍渍治疗。

（3）中药热奄包：中后期使用，可在关节松动治疗之前软化筋结。

（4）穴位按摩：急性期可选内外膝眼、阴陵泉、阳陵泉、鹤顶、太冲穴，缓解期和康复期可加足三里、三阴交等穴位。

（5）灸法：常选内外膝眼、阴陵泉、阳陵泉、鹤顶、太冲等穴位。

（6）蜡疗。

4. 物理治疗

遵医嘱给予冷疗、超声波治疗、微波治疗、偏振光治疗等物理治疗。

【健康教育及康复指导】

膝关节僵硬是临床上膝关节周围骨折常见的后遗症，给患者生活及工作造成了极大困难。膝关节周围骨折后或者骨折术后，膝关节局部制动，早期股四头肌训练缺失，导致膝关节周围肌萎缩、肌力、肌张力下降，影响患者行走及日常生活能力。

传统关节粘连松解术、关节松动训练及运动疗法等是治疗膝关节僵硬的重要手段，但治疗方法掌握不当，或介入时机不当，易出现关节肿痛等不良反应，严重影响膝关节功能恢复的进程。膝关节僵硬患者会因韧带损伤、关节囊粘连和肌萎缩出现本体感觉能力下降，出现膝关节不稳、反复损伤或步态失常。

1. 指导目标

（1）住院期间：

1）患者能正确面对疾病，树立康复信念与信心。

2）患者能掌握疾病相关用药知识及疾病观察知识。

3）患者不发生失用综合征等并发症。

（2）出院后：

1）患者及其家属了解疾病相关知识。

2）患者能简述或掌握功能锻炼的方法，逐渐增加膝关节的活动度，避免再次受伤。

3）患者能演示自我护理技能及功能锻炼方法，能复述出院后注意事项等。

2. 康复护理指导

膝关节僵硬发生后应减轻膝关节的负担，肥胖患者要进行减肥。避免做引起疼痛的动作，如上下楼梯、爬山、长时间行走，可骑自行车运动。注意膝关节的保暖，勿受寒冷刺激，可戴护膝保暖，保护膝关节。疼痛严重者应卧床休息，膝关节制动。指导患者正确使用支持带、托板、护膝、弹力绷带。学会正确的冰敷技术。指导患者正确摆放体位以缓解疼痛及肿胀。对肌力下降及步态不稳者，做好安全防护措施，防止跌倒及其他意外事件发生，提高生活自理能力。

（1）急性期（1~2周）：治疗以被动治疗为主，同时结合下肢的等长收缩训练。

1）RICE疗法：

R——休息（Rest）：避免患肢关节活动可减轻疼痛。

I——冷敷（Ice）：用冰块或冰水冷敷可使局部血管收缩，减轻出血肿胀，也可减轻疼痛。可每小时使用20分钟，每天3次或4次，使用3天。也可使用冷空气治疗仪（冷风机）。

C——加压固定（Compression）：使用各种弹力绷带、支具等短时间固定，以减轻肿胀、疼痛，使患者感觉更舒适。

E——抬高患肢（Elevation）：促进淋巴液回流，减轻肢体水肿。

2）运动疗法：股四头肌等长收缩训练、臀中肌训练、踝泵训练、直腿抬高训练，20次/组，3～5组/天。训练完毕后注意局部冰敷，以减少渗出。

（2）缓解期：加强膝关节功能锻炼，主要以增加关节活动度练习和肌肉抗阻练习。如滑墙练习、拖小腿练习、终末伸膝练习、渐进抗阻训练、下肢闭链练习（仰卧夹球蹬墙或改良式站桩）等，训练结束后加强冰敷。

（3）康复期：

1）护具：使用护具和弹力绷带可借压缩作用，防止肌肉过度收缩，并保护关节；加压也有利于水肿的消散。另外，护具的使用有助于本体感觉的恢复。

肌内效贴布为治疗关节和肌肉疼痛而开发的贴布，具伸缩性，可使皮下的血液和淋巴液畅通，有治疗肌肉疼痛的效用。

2）运动疗法：

①关节活动范围训练：继续恢复期关节活动范围训练方法，依据病情适当增加仰卧位主动垂腿训练、俯卧位屈膝牵伸训练、跪位压膝训练等方法。

②肌力训练：继续终末伸膝训练、渐进抗阻训练等方法，但训练难度均增大。同时，增加改良站桩夹球训练，坐位伸膝抗阻训练，站立位抗阻屈膝训练等。

③平衡训练：患足单足摆动平衡训练；单足站立能维持2分钟者或闭目单足站立达20秒者增大训练难度，如在厚的软垫、橡胶气垫、Biodex平衡仪、平衡板上训练，抛球训练。

④本体感觉训练：可采取交叉步、并步、前后进退步、太极拳、郑氏形意拳步伐进行本体感觉训练。

⑤等速肌力训练：在等速肌力训练仪上行60°、120°和180°角度的等速向心训练，根据患者的情况调整组数，3次/周。无等速训练设备可采取弹力带抗阻力训练。

3. 其他常规指导

（1）生活起居指导：戴护膝保暖，保护膝关节。疼痛严重者应卧床休息，膝关节制动。患者因体位改变，出现剧烈的疼痛和功能障碍，应扶患者平躺，减轻疼痛。抬高患肢，促进静脉血液和淋巴液回流，减轻水肿。

（2）情志调护：使用言语开导法，缓解患者对疾病的恐惧心理。介绍成功病例，帮助患者树立战胜疾病的信心。用移情疗法，舒畅气机、怡养心神。

（3）饮食指导：见第一章第二节饮食指导中肾虚髓亏证、阳虚寒凝证、瘀血阻滞证饮食指导。

4. 出院指导

患肢保暖，避免膝关节再次损伤，加强功能锻炼，动态观察膝关节功能情况，并及时调整锻炼时间、次数及强度。定期门诊复查。

5. 评价

（1）功能评价：

1）参照标准评定治疗效果，达到治愈或有效。

①治愈：膝关节能主动伸直或可以过伸，屈曲 131～140°；或与健侧活动范围一致，下蹲时小腿后侧能贴近大腿后侧，有时下蹲稍感膝前区酸楚不适。

②显效：能主动伸直膝关节，或腘窝部稍感不适，屈曲 121～130°，屈膝时膝前区有酸胀感。

③有效：主动伸膝较正常差 10～20°，被动伸膝可接近正常，屈曲 101～110°，但膝关节周围及小腿部发胀，酸楚不适；或膝前区有轻度肿胀，经物理治疗或熏洗后可消退。

④无效：膝关节活动范围小于 90°，患者难于下蹲，并有胀痛，膝关节肿胀。

2）肢体肿胀程度评定：采用排水法测定肢体体积或卷尺测量肢体的周径，比较康复前后肢体肿胀程度的改善情况。

3）疼痛评定：采用视觉模拟评分法（VAS），比较康复前后的疼痛改善情况。

（2）健康教育评价：

1）患者能复述康复方法、注意事项。

2）患者能演示膝关节锻炼动作要领，未发生因锻炼方法不当所致的并发症。

二、髌骨骨折

髌骨骨折是发生于髌骨的骨折，治疗不当可引起膝关节创伤性关节炎、膝关节僵硬。

【病名】

中医病名：髌骨骨折（TCD 编码：BGG000）

西医病名：髌骨骨折（ICD－10 编码：S82.001）

【常见证候要点】

1. 血瘀气滞证

血瘀气滞证见于损伤早期，瘀血停积，血瘀气滞，肿痛并见，多见局部肿胀、疼痛剧烈，活动障碍，食欲不振。舌质淡红、苔薄，脉弦。

2. 营血不调证

营血不调证见于损伤中期，筋骨虽续而未坚，肿痛虽消而未尽，局部肿痛减轻，筋膜粘连，或挛缩强直，关节屈伸不利。舌质暗红、苔薄白，脉弦。

3. 气血两虚证

气血两虚证见于损伤后期，气血不足，筋骨不坚，经脉疲软，麻木不仁，肌萎无力。舌质淡、苔薄白，脉虚细。

【护理评估】

1. 患肢血液循环评估

评估皮肤颜色、温度、足背动脉搏动等情况。

2. 患肢疼痛评估

采用视觉模拟评分法（VAS）评估疼痛的程度，了解疼痛的诱因和性质。

3. 患肢肿胀评估

采用目测法或测量肢体周径法。观察肿胀部位、程度，有无张力性水疱。

4. 功能评定

（1）关节活动度：采用量角器对膝关节伸展、屈曲角度进行测量。

（2）肌力：采用 MMT 徒手肌力评定法。

（3）膝关节功能评分：采用 HSS 膝关节评分。

【常见症状/证候施护】

1. 疼痛护理

（1）体位护理：骨折早期严格卧床休息，卧硬板床，保持患肢中立位，禁忌向患侧翻身压迫患肢，以免影响患肢血液循环。

（2）镇痛护理：遵医嘱患肢膝部给予冰敷（骨折早期）、红外线治疗（骨折中后期）、电疗、中药湿敷、中药贴敷、针灸等中医及物理治疗，观察治疗后的效果，及时向医师反馈。

2. 肿胀护理

（1）抬高患肢，保持患肢高于心脏水平 20～30 cm，以利于血液循环，促进肿胀消退。

（2）指导并教会患者进行患肢足趾、踝部的踝泵运动。

（3）遵医嘱患肢膝部给予冰敷（骨折早期）、红外线治疗（骨折中后期）、电疗、中药湿敷、针灸等中医及物理治疗。

3. 关节功能障碍护理

鼓励并指导患者做踝泵运动。

【中医特色康复护理】

1. 内服中药

中药汤剂每日一剂，分早、中、晚三次，每次服用 150 ml。

（1）血瘀气滞证：宜用行气活血、化瘀止痛之桃红四物汤加减。

（2）营血不调证：宜用活血祛瘀、接骨续筋之益尔力口服液，归香正骨丸口服。

（3）气血两虚证：宜着重养气血，壮筋骨，可内服双龙接骨丸。

2. 外用中药

骨折早期可使用新伤药行中药湿敷，中后期可使用软坚药行中药湿敷，骨折后期可使用活血祛瘀洗药及软筋化坚洗药熏洗患肢。

3. 中医特色康复技术

根据医嘱，适当运用下列中医护理操作。

（1）遵医嘱给予中药湿敷，骨折早、中、后期均可使用。

（2）穴位按摩：常选内外膝眼、阴陵泉、阳陵泉、鹤顶、太冲等穴位。

4. 物理治疗

遵医嘱给予冷疗、中频脉冲治疗、红外线治疗等物理治疗。

5. 外固定护理

（1）早期：超膝托板或石膏托固定。适用于无移位型骨折或移位在 3 mm 以下、关节面平整者，棉垫加压包扎后用托板或石膏托超膝伸直位固定，指导患者做踝泵功能锻炼。

（2）中期：4 周后解除固定，进行主动屈膝练习。例如，床旁屈膝练习，抗阻屈膝练习。

（3）后期：复查 X 线摄影后扶拐下地练习，患肢负重由 1/3—1/2—2/3，最后全部负重并脱拐。

【健康教育及康复指导】

髌骨骨折多见于青壮年，由直接外力或间接外力损伤所致，若治疗不当，会引起关节僵硬及创伤性关节炎，严重者影响关节功能。只要骨折预后良好，通过积极主动的功能锻炼，一般不影响膝关节的正常活动功能。

1. 指导目标

（1）住院期间：

1）保持骨折断端位置稳定，减轻疼痛及炎症反应，减少并发症的发生。

2）患者及其家属了解疾病相关知识。

3）患者能简述或掌握膝关节功能锻炼方法。

4）患者能演示自我护理技能及功能锻炼方法。

5）患者能复述出院后注意事项等。

（2）出院后：

1）患者了解康复功能锻炼知识，能演示自我护理技能及功能锻炼方法，促进膝关节及下肢功能恢复。

2）注意及时纠正影响骨折愈合的不利因素，治疗相应疾病，防止各种并发症。

2. 康复护理指导

髌骨骨折康复治疗原则以循序渐进，活动幅度由小到大恢复膝关节的屈伸功能和下肢肌肉的力量，预防膝关节功能障碍为主。在膝关节康复过程中严禁暴力被动活动和强力粗暴地牵拉按摩，以免发生创伤性骨关节炎，影响膝关节功能恢复。

（1）体位指导：

1）骨折早期指导患者严格卧床休息，卧硬板床，保持患肢伸直中立位。

2）下床活动时扶双拐或者助行器加以保护和支撑。

3）指导患者起床宜缓慢进行，避免体位的突然改变发生直立性低血压（体位性低血压）。

4）指导患者禁忌向患侧翻身压迫患肢，以免影响患肢血液循环。

（2）围手术期指导：

1）术前指导：做好术前宣教与心理护理，告知手术注意事项及相关准备工作，取得患者的配合。对于吸烟者劝其戒烟；指导患者练习深呼吸、咳嗽和排痰的方法以帮助锻炼肺部功能，避免长时间卧床引起肺部并发症。

2）术后指导：根据不同的麻醉方式，正确指导患者进食清淡、营养丰富、易消化的食物。指导患者及其家属观察伤口敷料渗出情况。观察引流液色、质、量的变化，如引流液为鲜红色通知医师及时处理。

（3）非手术治疗功能锻炼：

1）入院后指导并教会患者进行足趾、踝部的踝泵运动。

2）骨折处置后因钢托外固定或术后绷带固定，可能对腓总神经造成压迫，告知患者出现踝、趾关节感觉活动异常时，及时通知医护人员。

3）告知患者早期功能锻炼对患肢功能恢复的重要性。功能锻炼要循序渐进，练习膝关节伸屈活动，活动幅度由小到大。用指推髌骨法解除髌骨粘连，以后逐步使用床缘屈膝法、搓滚舒筋法锻炼，恢复膝关节伸屈功能。

（4）手术治疗功能锻炼：

1）早期康复：

①术后 1 天：术后抬高患肢，使患肢高于心脏水平，以减轻肢体肿胀。麻醉消失后即可开始功能训练。第一天可行股四头肌等长收缩及踝关节的屈伸练习，每天活动 500 次，分为 10 组进行，每组 50 次。患肢给予冷疗法，以达到凉血止血、消肿止痛的作用。

②术后 2~7 天：在坚持第一天的训练项目及量的基础上，疼痛可以忍受的情况进行膝关节主动屈伸练习。练习动作包括：床上抱大腿屈曲练习、床旁垂腿练习、床旁不负重站立、扶拐练习，每天 2 次，每次 30 分钟。训练完后将患肢平放于 15~30°的软枕上，并即刻给予冷疗 20~30 分钟。

③术后 7~14 天：主要是加强膝、踝关节的主动屈伸练习、肌力训练。主要包括：踝泵运动，每天 500 个，50 个/次，分 10 次完成；床上抱大腿屈膝练习，每天 10 分钟；床旁垂腿练习，每天 10 分钟；床旁抗阻垂腿练习（健侧腿压患侧小腿），每天 10 分钟；患肢床上伸直位侧抬腿、后抬腿、直抬腿，每天 10 分钟；病房内扶拐不负重行走，每天 10 分钟。

2）中期康复：

①术后 2 周拆线时：膝关节屈膝能达到 90°左右，在患肢无明显肿胀的情况下，做轻柔缓慢的推髌骨治疗，方向为上下、左右，范围要充分，初期以两侧推动为主，以防止髌韧带及膝关节附属结构粘连及挛缩。继续垂腿训练。训练完后，抬高患肢 30°行踝关节功能锻炼，以促进肿胀消退。

②术后 3 周：加强膝关节的屈伸锻炼，指导患者在床上做膝关节

功能训练，如空蹬自行车运动等。指导患者扶拐时 1/3~1/2 重量部分负重练习。

3）后期康复：术后 4 周在不负重行走和负重行走的过程中继续进行康复训练。患膝主动活动练习遵循无负重主动运动→部分抗阻力练习→完全负重主动运动的过渡原则。做屈髋、屈膝、踢腿等动作，加强髋、膝、踝部的肌肉练习以恢复行走能力和加强下肢的稳定性。做好膝关节各组肌群的主动练习与抗阻练习。

3. 其他常规指导

（1）生活起居指导：指导并教会患者行三点支撑抬臀，避免感受外邪诱发或加重病情。

（2）情志调护：用释疑解惑法、移情易性法转移或改变患者的情绪。

（3）饮食指导：见第一章第二节饮食指导中血瘀气滞证、营血不调证、气血不足证饮食指导。

4. 出院指导

（1）继续加强患肢功能锻炼，观察膝关节屈伸情况。

（2）遵医嘱定期门诊复查。

（3）出院后，无医师允许不能随意取出夹板、钢托等外固定。

（4）患肢早期暂不负重。扶拐由部分负重过渡到完全负重。

（5）若伤口未拆线，应定期门诊复查，定期换药，术后 14 天到医院拆线。拆线前，伤口注意防水，忌洗浴。

5. 评价

（1）功能评价：HSS 膝关节评分较康复前有所改善。

HSS 膝关节评分采用美国特种外科医院膝关节评分标准（hospital for special surgery knee score，HSS 评分），按照分值分为优（>85 分）、良（70~84 分）、可（60~69 分）、差（<59 分）。

（2）健康教育评价：

1）患者疼痛、活动受限等症状得到改善。

2）患者对康复护理满意。

3）患者能够简述疾病的相关知识。

4）患者掌握饮食要求、作息要求、功能锻炼和疾病相关防治知识，并且能够正确执行。

5）患者了解疾病相关用药知识及疾病观察知识。

三、胫腓骨骨折

胫腓骨骨折是指发生在胫骨平台以下至踝上部分的胫腓骨骨折，是长骨骨折中最多发的一种，多见于青壮年及儿童。多发生在中下1/3的细弱部，骨折后易发生向后突起成角畸形。小腿部软组织薄，缓冲余地小，骨折后易发生骨筋膜室综合征。胫骨周围缺乏肌肉包裹，骨折后血液供应较差，易发生骨折延迟愈合。

【病名】

中医病名：胫腓骨骨折（TCD编码：BGG000）

西医病名：胫腓骨骨折（ICD-10编码：S82.201）

【常见证候要点】

1. 血瘀气滞证

血瘀气滞证见于骨折早期，伤后1~2周。局部肿胀压痛。舌质淡、苔薄白。

2. 瘀血阻滞证

瘀血阻滞证见于骨折中期，伤后2~4周。伤处疼痛拒按，动则加剧，功能活动障碍。舌质红或有瘀点，苔白。

3. 肝肾不足证

肝肾不足证见于骨折后期，伤后超过4周。头晕耳鸣，腰膝酸软，两目干涩，视物模糊，五心烦热，遗精盗汗。舌质淡胖。

【护理评估】

1. 患肢血液循环评估

评估皮肤颜色、温度、足背动脉搏动等情况。

2. 患肢疼痛评估

采用视觉模拟评分法（VAS）评估疼痛的程度，了解疼痛的诱因和性质。

3. 患肢肿胀评估

采用目测法或测量肢体周径法。观察肿胀部位、程度，有无张力性水疱。

4. 功能评定

（1）关节活动度：采用量角器对膝关节伸展、屈曲角度进行测量。

（2）踝关节功能：采用 AOFAS 踝 - 后足评分系统。

（3）膝关节功能评分：采用 HSS 膝关节评分。

【常见症状/证候施护】

1. 疼痛护理

（1）体位护理：骨折早期严格卧床休息，卧硬板床，有骨牵引的，维持患肢屈髋、屈膝。中后期遵医嘱行患肢功能锻炼及下床活动，下床活动时扶双拐或者助行器加以保护和支撑。禁向患侧翻身压迫患肢，以免影响患肢血液循环。

（2）镇痛护理：遵医嘱给予冰敷（骨折早期）、红外线治疗（骨折中后期）、电疗、中药湿敷、中药贴敷、针灸（常选足三里、阴陵泉、阳陵泉、三阴交等穴位）等中医及物理治疗。观察治疗后的效果，及时向医师反馈。

2. 肿胀护理

（1）骨折早期严格卧床休息，卧硬板床，保持下肢功能位。中后期遵医嘱行患肢给予功能锻炼及下床活动，下床活动时扶双拐或者助行器加以保护和支撑。禁忌向患侧翻身压迫患肢，以免影响患肢血液循环。

（2）指导并教会患者进行足趾、踝部的踝泵运动。遵医嘱给予冰敷（骨折早期）、红外线治疗（骨折中后期）、电疗、中药湿敷、中药贴敷、针灸（常选足三里、阴陵泉、阳陵泉、三阴交等穴位）等中医及物理治疗。观察治疗后的效果，及时向医师反馈。

（3）遵医嘱运用活血化瘀消肿药物，做好用药护理。

3. 神经损伤护理

（1）鼓励并指导患者做踝泵运动、足趾活动。辅助患肢按摩，促进局部血液循环。

（2）遵医嘱给予口服或注射营养神经药物，采用神经治疗仪治疗，促进神经恢复。

【中医特色康复护理】

1. 内服中药

中药汤剂每日一剂，分早、中、晚三次，每次服用 150 ml。

（1）血瘀气滞证：宜用行气活血、化瘀止痛之桃红四物汤加减。

（2）瘀血阻滞证：宜用活血祛瘀、接骨续筋之益尔力口服液，归香正骨丸口服。

（3）肝肾不足证：宜着重养气血，壮筋骨，可内服益尔力口服液、双龙接骨丸。

2. 外用中药

骨折早期可使用新伤药湿敷，中后期可使用软坚药湿敷，骨折后期可使用活血祛瘀洗药及软筋化坚洗药熏洗患肢。

3. 中医特色康复技术

根据医嘱，适当运用下列中医护理操作。

（1）遵医嘱骨折早、中、后期均可使用湿敷法。

（2）穴位按摩：常选内外膝眼、阴陵泉、阳陵泉、足三里、三阴交、悬钟等穴位。

4. 物理治疗

遵医嘱给予冷疗、中频脉冲治疗及红外线治疗等物理治疗。

5. 夹板、托板外固定的护理

（1）适用于无移位的胫腓骨单骨折或双骨折，固定后即可扶双拐下地，患肢不负重行走，8 周后骨折愈合即可解除固定。

（2）体位护理：固定后抬高患肢 0~45°均可，以患者舒适为主。保持患肢中立位，以利于消肿。

（3）密切观察肿胀的程度、性质，皮肤感觉，血液循环，患肢活动及皮肤温度等情况，特别是肢端动脉搏动。如有异常及时处理。一般多为固定不当或固定过紧所致，给予及时松解以缓解症状。

（4）随时检查肿胀消减情况，检查压垫纸、夹板固定位置是否正确，束带上下移动 1 cm 为宜，防骨折移位发生。

（5）定期做 X 线检查，有移位者，及时处理。

（6）指导患者进行积极主动的功能锻炼。

（7）固定不宜过久，成年人一般在 4～8 周时间内，以防关节僵硬、骨质疏松、骨折迟缓愈合等。骨折临床愈合后，及时解除夹板外固定。

6. 跟骨牵引的护理

（1）牵引治疗前做好解释工作，告知患者注意事项以取得配合。

（2）遵医嘱选择合适的体位，嘱患者取仰卧位，患肢垫专用体位垫，保持屈髋、屈膝、踝关节于中立位。

（3）教会患者做深呼吸练习、双上肢引体向上练习、踝泵练习、股四头肌静力练习、三点支撑练习。

（4）牵引过程中随时询问患者感受，观察患者是否有不适，及时调整。出现疼痛加重等不适立即停止牵引治疗，通知医师处理。

（5）牵引后针孔处覆盖 75% 乙醇纱布，在针尖处套以保护套以防止发生刺伤。牵引重量为患者体重的 1/8～1/7，一般为 4～6 kg，并遵医嘱进行调节。

（6）做好皮肤护理，教会患者定时主动行三点支撑抬臀，按摩受压部位皮肤，防止压疮发生。

（7）注意防寒保暖，用大毛巾或薄被覆盖患肢。

【健康教育及康复指导】

胫骨为小腿的负重骨，其骨折特点为骨折多发生在中下 1/3 的细弱部，骨折后易发生向后突起成角畸形。小腿部软组织薄，缓冲余地小，骨折后易发生骨筋膜室综合征。胫骨周围缺乏肌肉包裹，骨折后血液供应较差，易发生骨折延迟愈合，10 岁以下儿童尤为多见。只要骨折端无重叠和旋转畸形，骨折预后常常良好。通过积极主动的功能锻炼，一般不影响踝关节正常活动。

1. 指导目标

（1）住院期间：

1）维持骨折断端位置稳定，减轻疼痛及炎症反应，减少并发症的发生。

2）患者及其家属了解疾病相关知识。

3）患者能简述或掌握膝关节功能锻炼方法。

4）患者能演示自我护理技能及功能锻炼方法。

（2）出院后：

1）逐渐增加踝关节的活动度，避免再次骨折错位。

2）促进骨折早期愈合，促进踝关节及下肢功能恢复。

3）患者能复述出院后注意事项等。

2. 康复护理指导

胫腓骨骨折康复治疗应循序渐进，活动幅度由小到大，恢复踝关节的屈伸功能。在康复过程中严禁暴力被动活动和强力粗暴地牵拉按摩，以免影响功能恢复。

（1）体位指导：指导患者骨折早期严格卧床休息，卧硬板床，保持患肢中立位。禁忌向患侧翻身压迫患肢，以免影响患肢血液循环导致严重后果。

（2）非手术治疗患者的功能锻炼指导：

1）指导患者早期进行积极主动的功能锻炼。

2）无移位的胫腓骨单骨折或双骨折，指导患者固定后即可扶双拐下地，患肢不负重行走。8周后骨折愈合即可解除固定。

3）骨折处置后因钢托外固定或术后绷带固定，可能对腓总神经造成压迫，告知患者出现踝、趾关节感觉活动异常时，及时通知医护人员。

（3）手术治疗患者的功能锻炼指导：

1）早期康复：

①术后1～3天：开始主动功能锻炼，如足趾活动、踝泵训练（创伤波及踝关节的暂缓）。每日5次，每次20～30个。

②术后第2天：在第一天的基础上增加床旁坐位，吊腿练习2次，每次5～10分钟；扶拐床旁站立1次，5～10分钟。

③术后4～7天：创伤反应开始减轻，如肿胀逐渐消退、疼痛逐渐减轻，组织开始修复，指导患者以主动锻炼为主。方法：足趾活

动、踝泵训练（创伤波击踝关节的暂缓），每日5次，每次50个；取仰卧位，直腿抬高30°训练，每日3次，每次10个；取仰卧位，太空漫步训练，每日3次，每次10分钟；床旁坐位，吊腿练习，每日2次，每次5~10分钟；扶拐床旁站立每日1次，5~10分钟。每天的锻炼量，宜结合患者实际情况进行适量调整。

指导患者进行肢体踝关节以及足的小关节主动伸曲锻炼，股四头肌的等长收缩，利用牵引床进行上臂肌肉锻炼，以便下地时使用拐杖。

2）中期康复：术后2~3周伤口愈合，继续足趾训练、踝泵训练，每日5次，每次50个；取仰卧位，直腿抬高30°训练，每日3次，每次20个；取仰卧位，侧抬腿30°训练，每日3次，每次20个；取仰卧位，太空漫步，每日3次，每次20个；床旁坐位，吊腿练习，每日2次，每次10~20分钟；扶拐床旁站立每日2次，每次10~20分钟。

3）后期康复：术后7~10周骨折已达临床愈合标准，可做充分负重站立、下蹲及步行练习。功能活动恢复后，指导患者做一些力所能及的动作，使各部位功能得到全面锻炼。

3. 其他常规指导

（1）生活起居指导：指导患者戒烟。指导并教会患者行三点支撑抬臀，经常做患肢踝泵运动，促进患肢血液循环，预防踝关节僵硬等并发症的发生。

（2）情志调护：多与患者沟通，用转移注意、移情易性法转移或改变患者的情绪。

（3）饮食指导：见第一章第二节饮食指导中血瘀气滞证、瘀血阻滞证、肝肾不足证饮食指导。

4. 出院指导

（1）继续加强患肢功能锻炼，观察膝关节屈伸情况。

（2）遵医嘱定期门诊复查。

（3）出院后，无医师允许不能随意取出夹板、钢托等外固定。

（4）患肢早期暂不负重。扶拐由部分负重过渡到完全负重。

（5）若伤口未拆线，应定期门诊复查，定期换药，术后 14 天到医院拆线。拆线前，伤口注意防水，忌洗浴。

5. 评价

（1）功能评价：使用 AOFAS 踝－后足评分系统，评分较康复前有所改善。运用 HSS 膝关节评分表评定膝关节功能恢复良好。

AOFAS 踝－后足评分系统（AOFAS Ankle Hindfoot Scale 评分）：按照分值分为优（90～100 分）、良（75～89 分）、可（50～74分）、差（<50 分）。

（2）健康教育评价：

1）患者疼痛、活动受限等症状得到改善。

2）患者对康复护理满意。

3）患者能够简述疾病的相关知识。

4）患者掌握饮食要求、作息要求、功能锻炼和疾病相关防治知识，并且能够正确执行。

5）患者了解疾病相关用药知识及疾病观察知识。

四、踝关节骨折

踝关节由胫腓骨下端与距骨组成。其骨折、脱位是骨科常见的关节损伤，多由间接暴力引起踝部扭伤后发生。

【病名】

中医病名：骨折病（TCD 编码：BGG000）

西医病名：踝关节骨折（ICD－10 编码：S82.802）

【常见证候要点】

1. 骨断筋伤，血瘀气滞证

骨断筋伤，血瘀气滞，气机不畅，患部肿痛，功能障碍，常可有脏腑失和之象，或食欲减低，或大便不解，或情志异常等。常见舌质瘀暗、苔黄薄，脉弦数或涩。

2. 经脉不舒，气血凝滞证

气血凝滞，气行不畅，肿渐消仍痛，筋骨失养，筋肉萎软，关节屈伸不利，脏腑失和之象仍可时现。可见舌质暗、苔薄或腻，脉弦。

3. 筋骨失养，气血不足证

筋骨失养，气血不足，骨续筋连不坚，骨萎筋软，关节失利。舌质淡、苔薄，脉多沉细乏力。

【护理评估】

1. 患肢疼痛评估

评估踝关节疼痛的诱因、性质，患肢肢端血液循环、活动等情况。用视觉模拟评分法（VAS）进行疼痛评分。

2. 患肢肿胀评估

采用目测法或测量肢体周径法。观察下肢肿胀部位、程度，有无张力性水疱。

3. 患肢肌力评估

采用徒手肌力评定法。

4. 患肢关节活动度评估

采用量角器对踝关节屈伸角度进行测量；与健侧踝关节相比，记录患侧踝关节活动度受限程度。

【常见症状/证候施护】

1. 疼痛护理

（1）体位护理：指导患者取平卧位休息；患肢给予踝关节中立位垫枕抬高，高于心脏 15～30 cm。体位变化动作宜慢，避免引起直立性低血压。

（2）镇痛护理：针对引起疼痛的不同原因对症处理。遵医嘱给予镇痛处理，如口服止痛药、注射止痛针、电疗、针灸（常选足三里、阴陵泉、阳陵泉、三阴交等穴位）、冰敷（患肢肿胀、疼痛部位）等，如为缺血性疼痛须及时解除压迫，松解外固定物。

（3）观察治疗后的镇痛效果及肢体远端血液循环情况。

2. 肿胀护理

（1）患肢给予垫枕抬高，冷敷 24～72 小时以减少渗出，减轻肿胀。

（2）检查夹板等外固定物是否过紧，及时解除压迫。

（3）遵医嘱行中药封包、中药硬膏、中药贴敷、按摩、电针等治疗。

（4）对严重的肢体肿胀，要警惕骨筋膜室综合征发生，及时通知医师做相应处理。

3. 关节功能障碍护理

（1）保证有效的固定，及时检查调整外固定，使骨折对位良好，顺利愈合。

（2）指导患者早期进行正确的功能锻炼。

（3）遵医嘱行按摩、关节松动等治疗，提高患者舒适度，预防肌萎缩及关节僵硬。

【中医特色康复护理】

1. 内服中药

中药汤剂每日一剂，分早、中、晚三次，每次服用 150 ml。

（1）骨断筋伤，血瘀气滞（早期）：口服七味三七口服液，创伤宁、玄胡伤痛宁等中成药，桃红四物汤加减等中药汤剂以活血化瘀、消肿止痛。

（2）经脉不舒，气血凝滞（中期）：口服接骨丸、归香正骨丸、益尔力口服液，以活血化瘀，强筋接骨。

（3）筋骨失养，气血不足（晚期）：给予补益肝肾的药物。中成药宜饭后半小时服用，以减少对胃黏膜的刺激，月经期停服活血化瘀药物。

2. 外用中药

（1）早期：局部敷消肿止痛新伤膏。

（2）中期：给予新伤中药水外敷。

（3）晚期：给予活血祛瘀洗药及软筋化坚洗药熏洗。

3. 中医特色康复技术

（1）贴药法：遵医嘱骨折早、中、后期均可使用，注意避开伤口。

（2）湿敷法：遵医嘱骨折早、中、后期均可使用，注意避开伤口。

（3）穴位按摩：常选解溪、昆仑、太溪、照海、商丘、丘墟等穴位。

4. 物理治疗

遵医嘱给予冷疗、中频脉冲治疗、红外线治疗等物理治疗。

5. 夹板、托板外固定的护理

（1）体位护理：固定后抬高患肢，高于心脏 15～30°，以利于消肿。

（2）密切观察患肢血液循环情况，患肢肿胀程度（记录肿胀周径），皮肤的颜色及温度，足背动脉搏动是否减弱或消失，活动功能是否出现障碍或足趾出现缺血性疼挛。发现以上情况立即通知医师处理，谨防骨筋膜室综合征或其他并发症的发生。

（3）每天检查夹板松紧度 2 次或 3 次，观察压垫、夹板固定位置是否正确，束带是否松动，及时给予矫正，以防骨折移位发生。

（4）皮肤护理：保持皮肤的清洁干燥，夹板、棉垫均应保持清洁，若出现局部皮肤压红、过敏或水疱应立即报告医师对症处理。

（5）指导患者早期进行积极主动的功能锻炼，包括股四头肌舒缩、踝泵运动、膝关节屈伸、直腿抬高等，以促进肿胀的消退、防止肌萎缩及下肢血栓形成。

5. 跟骨牵引的护理

（1）牵引治疗前做好解释工作，告知患者注意事项以取得配合。

（2）遵医嘱选择合适的体位。嘱患者取仰卧位，患肢垫于专用体位垫上，保持膝屈 45°、踝关节于中立位。

（3）牵引时嘱患者全身肌肉放松，以减少肌肉收缩产生的抵抗力。

（4）牵引过程中随时询问患者感受，观察患者是否有不适，及时调整。出现疼痛加重等不适立即停止治疗，通知医师处理。

（5）牵引后针孔处覆盖 75%乙醇纱布，在针尖处套以保护套以防止发生刺伤。牵引重量为患者体重的 1/8～1/7，一般为 4～6 kg，并遵医嘱进行调节。

（6）做好皮肤护理，教会患者主动行三点支撑抬臀，按摩受压部位皮肤，防止压疮发生。

（7）注意防寒保暖，用大毛巾或薄被覆盖患肢。

【健康教育及康复指导】

踝关节骨折多是由间接暴力引起踝部扭伤后发生的。骨折后，踝部疼痛、肿胀、畸形，皮下可出现瘀血、青紫，患者无法行走。根据分型可采用保守或手术治疗。踝关节骨折后，一般采用手术治疗及保守治疗，骨折预后常常良好，通过积极主动的功能锻炼，一般不影响踝关节的正常活动功能。但是，踝关节骨折手术后也存在较多的并发症，如伤口感染、皮肤坏死、关节僵硬、跛行等。

1. 指导目标

（1）住院期间：

1）患者及其家属了解疾病的治疗、预后、转归。

2）切口愈合良好。

3）减轻水肿疼痛，减少局部与全身并发症的发生。

（2）出院后：

1）患者及其家属了解疾病的发生及转归，掌握功能锻炼的方法及注意事项。

2）逐渐增加踝关节的活动度。

3）能正确使用拐杖或助行器。

4）能复述出院后的注意事项，避免再次骨折损伤，防跌倒，防坠床。

5）损伤组织良好愈合，尽早恢复生活自理能力。

2. 康复护理指导

踝关节是负重关节，骨折均为关节内骨折，若对位不好，将形成创伤性踝关节炎，伤踝僵硬疼痛、行走困难，痛苦甚大。踝关节骨折康复治疗原则以主动活动为主被动活动为辅，循序渐进，活动幅度由小到大恢复踝关节的屈伸功能和下肢肌肉的力量，康复期间仍要注意上肢肌力的锻炼，严禁暴力被动活动和过激的运动，以免影响功能恢复。

（1）手术前的护理：

1）术前宣教：向患者介绍手术前、手术中及手术后注意事项、相关准备工作及预后，取得患者信任，以便患者积极配合治疗。

2）指导患者每日用聚维酮碘溶液涂擦患肢（每日 3 次），自行按摩活动患肢足趾，以缓解疼痛。

3）指导患者进行深呼吸、有效排痰练习，床上大小便练习。

（2）手术后康复指导：根据不同的麻醉方式，指导患者进食半流质易消化食物。使用镇痛泵者，教会患者及其家属正确使用，遵医嘱给予患者镇痛药缓解疼痛。

1）术后 1～3 天：指导患者主动、被动屈伸足趾，每次 5 分钟，每天 4 次或 5 次。

指导患者股四头肌收缩练习，每组 20 次，持续 2～4 组，直到感觉疲劳为止，每天 2 次或 3 次；还可以行直腿抬高练习，包括侧抬腿和后抬腿，避免肌肉过度萎缩无力，20 次/组，组间休息 1 分钟，每次 2～4 组，每天训练 2 次或 3 次。

2）术后 1 周：指导患者膝关节伸/屈活动，每次 15～20 分钟，每天 2 次或 3 次抗阻力伸屈膝练习。

3）术后 2～4 周：遵医嘱去除外固定，指导患者主动、被动练习踝关节活动。

4）术后 4～8 周：进行抗阻力踝关节活动。例如，抗阻力背伸、跖屈。每组动作 30 次，每次 30 秒后开始第二组，连续 2～4 组，每日 2 次或 3 次。

5）术后 8～12 周：指导患者踝关节和下肢肌力练习。患者半蹲练习、提踵练习、上下台阶练习。保护下完全下蹲，充分恢复踝关节背伸活动度，每次 3～5 分钟，每日 2 次或 3 次。12 周指导患者行走练习，由慢到快，可逐渐参加各种活动。

3. 其他常规指导

（1）生活起居指导：

1）避免过度行走和足部长时间负重。注意安全，防止跌倒，避免再次骨折。

2）避免引起肿胀、疼痛的动作，注意足部保暖，防风寒湿邪侵袭。

（2）情志调护：向患者介绍本疾病的发生、发展及转归，取得患者理解和配合，多与患者沟通，了解其心理社会状况，及时消除不良情绪。

（3）饮食指导：见第一章第二节饮食指导中骨断筋伤血瘀气滞证、气血不和经脉瘀阻证、经脉失养气血不足证饮食指导。

4. 出院指导

（1）加强患肢功能锻炼。

（2）遵医嘱定期门诊复查。

（3）出院后，无医师允许，不能随意去除夹板、钢托等外固定。

（4）患肢早期暂不负重。

（5）若伤口未拆线，应定期门诊复查，定期换药，术后 14～21 天到医院拆线。拆线前，伤口注意防水，忌洗浴。

5. 评价

（1）功能评价：AOFAS 踝 - 后跟评分系统评分，康复前后有所改善。

AOFAS 踝 - 后跟评分系统：按照分值分为优（90～100 分）、良（75～89 分）、可（50～74 分）、差（<50 分）。

（2）健康教育评价：

1）患者及其家属能讲述疾病相关知识、注意事项。

2）患者掌握并能正确演示功能锻炼方法，未发生因功能锻炼不当导致的并发症。

3）患者能正确使用支具。

五、跟腱断裂

跟腱断裂是一种常见的运动性损伤，多发生于青壮年。患者于受伤当时突感跟腱部疼痛，有被打击感，受伤当时多数患者或在场的其他人会听到"啪"的响声，随即足踝运动失力，不能提踵或行走，腓肠肌部位疼痛或伴有麻木、发胀感。

【病名】

中医病名：伤筋病（TCD 编码：BGS000）

西医病名：跟腱断裂（ICD-10 编码：S86.001）

【常见证候要点】

1. 气滞血瘀证

气滞，肿胀、疼痛，经脉蜷缩，皮下凹陷，行走跛行。舌质红、苔薄黄，脉弦数或弦涩。

2. 皮破肉损证

皮肤受损，活动出血，跟腱断裂外露，局部炎症反应。舌质红、苔黄少津，脉弦数。

3. 气血不足证

中老年人跟腱发生退行性改变或钙化，偶遇外力，即发生断裂。舌质淡、苔薄白，脉沉细。

【护理评估】

1. 患肢疼痛评估

评估疼痛的诱因、性质，患肢肢端血液循环、活动等情况。用 VAS 评分法对疼痛进行评分。开放性跟腱患者注意观察胫后神经及腓长神经支配区域。

2. 患肢肿胀评估

采用目测法或测量肢体周径法。观察肿胀部位、程度，有无张力性水疱。

3. 患肢肌力评估

采用徒手肌力评定法。

【常见症状/证候施护】

1. 疼痛护理

（1）体位护理：指导患者卧位休息。患肢给予垫枕抬高，高于心脏 15~30 cm。踝关节跖屈 30°钢托固定。

（2）镇痛护理：针对引起疼痛的原因对症处理。遵医嘱给予镇痛处理，如口服止痛药、注射止痛针、电疗、针灸（常选足三里、阴陵泉、阳陵泉、三阴交等穴位）、冰敷（患肢肿胀、疼痛部位）等。如为缺血性疼痛须及时解除压迫，松解外固定物。

（3）治疗后护理：观察治疗后的镇痛效果及肢体远端血液循环

情况。

2. 肿胀护理

（1）患肢给予垫枕抬高，冷敷 24～72 小时以减少渗出，减轻肿胀。

（2）检查钢托等外固定物是否过紧，及时解除压迫。

（3）遵医嘱行中药封包、中药硬膏、中药贴敷、按摩、电针等治疗。

（4）对严重的肢体肿胀，要警惕骨筋膜室综合征发生，及时通知医师做相应处理。

3. 神经损伤护理

（1）为患者讲解神经损伤的发展过程及预后，鼓励患者加强锻炼，包括直腿抬高、膝关节屈伸锻炼、患肢按摩、电针等。

（2）遵医嘱给予口服或注射营养神经药物，促进神经恢复。

【中医特色康复护理】

1. 内服中药

中药汤剂每日一剂，分早、中、晚三次，每次服用 150 ml。

（1）气滞血瘀证：口服七味三七口服液，创伤宁、玄胡伤痛宁等中成药，桃红四物汤加减等中药汤剂，以活血化瘀、消肿止痛。

（2）皮破肉损证：口服接骨丸、归香正骨丸、益尔力口服液，以活血化瘀，强筋接骨。

（3）气血不足证：给予补益肝肾的药物。

2. 外用中药

（1）气滞血瘀证：局部敷消肿止痛新伤膏。

（2）气血不足证：局部给予软筋化坚，活血化瘀药熏洗。

3. 中医特色康复技术

（1）中药封包：遵医嘱损伤早、中、后期均可使用，注意避开伤口。

（2）中药硬膏：遵医嘱损伤中、后期可使用，注意避开伤口。

（3）穴位按摩：常选解溪、昆仑、太溪、照海、商丘、丘墟等穴位。

4. 物理治疗

遵医嘱给予中频脉冲治疗、TDP、超声波治疗、空气波压力治疗等物理治疗。

【健康教育及康复指导】

跟腱是人体最粗大的肌腱。成人跟腱长 10～15 cm，周径为 1～1.5 cm。跟腱止点上方 2～6 cm 处血管分布相对稀疏，易发生腱性结构的缺血退行性改变，跟腱的撕裂、断裂多发生于此段。跟腱断裂多发生于青壮年，多为运动时发生。跟腱断裂是运动创伤中较为常见的损伤，目前外科手术为其主要的治疗方式，治疗效果较满意。但是，跟腱手术也存在较多的并发症，如伤口感染、皮肤坏死、跟腱再断裂等。

1. 指导目标

（1）住院期间：

1）患肢钢托有效固定。

2）切口防感染治疗，减轻疼痛。

3）减少局部与全身并发症的发生。

（2）出院后：

1）患者及其家属了解疾病的发生及转归。

2）掌握功能锻炼的方法及注意事项，逐渐增加踝关节的活动度。

3）能正确使用拐杖或助行器。

4）能复述出院后的注意事项。

5）避免跟腱再次损伤，防跌倒，防坠床。

6）损伤组织良好愈合，尽早恢复生活自理能力。

2. 康复指导护理

跟腱康复治疗的原则以恢复踝关节的功能及提踵运动为主。在跟腱随损伤术后的康复中，应注意禁止吸烟，保持良好的生活习惯。使用合适的支具，防止摔伤及早期的负重。

（1）早期（1～4 周）：减轻疼痛、肿胀；指导患者早期肌力练习，尽可能避免肌萎缩。

1）手术当天：麻醉消失后，指导患者可开始练习足趾活动，如疼痛不明显，开始练习股四头肌静力收缩训练。

2）术后第1天：指导患者行足趾屈伸活动及股四头肌等长练习，但绝对不可活动踝关节。

3）术后第2天：指导患者行直腿抬高练习及侧抬腿练习。

4）术后第2周：可扶双拐脚不着地行走，但仅限于室内活动。

（2）中期（4~12周）：指导患者开始活动度练习、强化腿部肌力练习及负重练习，逐步恢复正常步态。

1）指导患者开始行滚筒练习；腿部肌力练习：抗阻屈膝、抗阻伸膝，各方向抬腿等。

2）术后第4~6周：去除石膏/钢托后，以硬纸板剪成鞋后跟大小，垫在鞋后跟内，垫高约3 cm；开始扶双拐行走，2~3天拆掉一层纸板，直到术后3个月左右撤完，过渡至穿平底鞋行走。

（3）后期（术后3个月后）：指导患者强化各方向关节活动度；强化肌力，改善关节稳定性；恢复日常生活并逐步恢复运动能力。

1）强化牵拉跟腱：患肢屈膝，足尖着地，跷起足掌，身体前倾，靠体重下压以牵拉跟腱，注意一定要控制好力度，避免过分、暴力牵拉。

2）固定自行车练习：开始练习时，自行车的脚踏板要置于足底后半部近跟处，不可足掌发力。

3）可以开始游泳，避免滑倒。

3. 其他常规指导

（1）生活起居指导：

1）避免过度行走和足部长时间负重。注意安全，防止跌倒，避免跟腱再次断裂。

2）注意足部保暖，防风寒湿邪侵袭。

（2）情志调护：

1）向患者介绍本疾病的发生、发展及转归，取得患者理解和配合。多与患者沟通，了解其心理社会状况，及时消除不良情绪。

2）介绍成功病例，帮助患者树立战胜疾病的信心。

（3）饮食指导：见第一章第二节饮食指导中气滞血瘀证、皮破肉损证、气血不足证饮食指导。

4. 出院指导

（1）继续加强患肢功能锻炼，观察踝关节屈伸情况。

（2）遵医嘱定期门诊复查。

（3）出院后，无医师允许不能随意拆除钢托等外固定。

（4）患肢早期暂不负重，使用辅助工具下地行走。注意安全，防止摔伤。

（5）若切口未拆线，应注意切口防水。定期门诊复查，换药，术后 14 天到医院拆线。

5. 评价

（1）功能评价：按 Arner-Lindholm 疗效评定标准对患者进行功能评估，较康复前有所改善。

Arner-Lindholm 疗效评定标准：

优：患者无不适，提跟有力，肌力无明显异常，小腿周径减少不超过 1 cm，背伸或跖屈角度减少不超过 5°。

良：患者有轻度不适，行走稍不正常，提跟稍无力，肌力较健侧减弱，小腿周径减少 1～3 cm，背伸角度减少 5～10°。

差：患者有明显不适，跛行，不能提跟，肌力明显减弱，小腿周径减少超过 3 cm，背伸角度减少 10°以上，跖屈角度减少 15°以上。

（2）健康教育评价：

1）患者及其家属能讲述疾病相关知识、注意事项。

2）患者掌握并能正确演示功能锻炼方法，未发生因功能锻炼不当导致的并发症。

3）患者能正确使用支具。

六、膝关节半月板损伤

半月板损伤是指内或外侧半月板由于外伤或退行性改变导致半月板实质部和/或连接部发生破损。

【病名】

中医病名：筋伤（TCD 编码：BGS000）

西医病名：半月板损伤（ICD－10 编码：S83.203）

【常见证候要点】

1. 气滞血瘀证

膝关节疼痛、肿胀明显，关节交锁不易解脱，局部压痛明显，动则痛甚。舌质暗红，脉弦或细涩。

2. 痰湿阻滞证

损伤日久或手术后膝关节肿胀明显，酸痛乏力，屈伸受限。舌质淡胖、苔腻，脉滑。

3. 肝肾亏损证

无明显的外伤史或轻微扭伤，肿痛较轻，静时反而疼痛；或损伤日久，肌萎缩，膝软无力，弹响交锁频作。舌质红或淡、少苔，脉细或细数。

【护理评估】

1. 患肢血液循环评估

评估皮肤颜色、温度，足背动脉搏动，肢端末梢循环等情况。

2. 患肢疼痛评估

评估膝关节疼痛的诱因、性质、持续时间，评估膝部活动，下肢感觉、运动情况。可用 VAS 评分、NRS 评分、Wong-baker 评分。

3. 患肢肿胀评估

采用目测法或测量肢体周径法评估肿胀程度、部位以及伴随的症状。

4. 功能评定

（1）膝关节活动度评定：采用量角器对膝关节屈伸角度进行测量。

（2）膝关节肿胀度评定：用卷尺在髌底上两横指处进行测量，双膝对照测量。

（3）肌力评定：采用 Lovett 分级法评定下肢肌力。

（4）膝关节功能评分：采用膝关节 Lysholm 评分。Lysholm 膝关节评分系统由 8 项问题组成，分值为 0~100 分，积分 95 分以上为优秀，94~85 分为良好，84~65 分为尚可，小于 65 分为差。

【常见症状/证候施护】

1. 疼痛护理

（1）体位护理：膝关节需保持伸直位休息。如果关节伸直功能受限，保持膝关节屈膝位休息。

（2）镇痛护理：遵医嘱给予镇痛药物进行超前镇痛或围手术期镇痛；同时可给予膝部冰敷、中频脉冲治疗、中药贴敷、直流电中药离子导入治疗、中药封包、电针、手指点穴等中医及物理治疗。观察治疗后效果，及时向医师反馈并记录。

2. 肿胀护理

（1）评估膝关节的肿胀程度以及伴随的症状。如需要及时行关节穿刺，并做好记录，记录肿胀程度，穿刺液的颜色、性质、量。

（2）指导患者进行患肢踝泵运动、直腿抬高训练（抬高下肢至床面 30~40 cm，维持 5~10 秒）、关节主动和被动屈伸运动等，以利于血液循环，促进肿胀消退。

（3）遵医嘱膝部给予外治法如冰敷、中频脉冲治疗、中药贴敷、直流电中药离子导入治疗、中药封包、电针、手指点穴等治疗，以活血化瘀、消肿止痛、舒筋活络、通调气血、通络止痛。

3. 膝关节功能障碍护理

（1）做好健康教育，指导患者活动的注意事项，使用辅助工具如拐杖或手杖进行行走训练。对肌力下降、平衡能力差、本体感觉差、步态不稳者，做好安全防护措施，防止跌倒及其他意外事件发生。

（2）卧床期间或活动困难患者，指导患者进行四肢关节主动运动，提高肌肉强度和耐力。

（3）遵医嘱给予健康教育、物理治疗。

【中医特色康复护理】

1. 内服中药

中药汤剂每日一剂，分早、中、晚三次，每次服用 150 ml。

（1）气滞血瘀证：内服创伤消肿片、玄胡伤痛宁片、桃红四物汤加减方或膝伤一号方。

（2）痰湿阻滞证：内服益尔力口服液或祛风活络丸配制香片。

（3）肝肾亏损证：内服益尔力口服液、强筋片、牛杞地黄丸等。

2．外用中药

外用中药有三黄水、新伤消肿散、二黄新伤软膏、郑氏舒活酊、芪藤软坚散、旧伤舒筋散。

3．中医特色康复技术

根据医嘱，适当运用下列中医护理操作。

（1）中药贴敷：遵医嘱根据辨证分型给予相应中药贴敷，注意避开手术切口。

（2）中药封包：遵医嘱根据辨证分型给予相应中药封包，注意避开手术切口。

（3）中药直流电离子导入：遵医嘱根据辨证分型给予中药直流电离子导入，注意避开手术切口。

（4）手指点穴：术前可选阴陵泉、阳陵泉、血海、梁丘等穴位；术后可选委中、承山、足三里、伏兔等穴位。

4．物理治疗

遵医嘱给予冰敷治疗、中频脉冲治疗、连续被动运动治疗仪（CPM）治疗、空气波压力治疗等物理治疗。

【健康教育及康复指导】

半月板损伤（筋伤）是指内或外侧半月板由于外伤或退行性改变导致半月板实质部和/或连接部发生的破损。其损伤类型包括：边缘撕裂，纵行撕裂，横行撕裂，水平撕裂，前、后角根部撕裂及复合撕裂等；分为创伤性撕裂和退行性改变性撕裂。多发于青少年和中年，或从事剧烈运动者。前者常因膝关节在屈曲时做强力外翻或内翻，内旋或外旋时受到暴力所致；后者可无明显急性损伤史，通常是由于常需半蹲位或蹲位工作，长期重复膝关节屈曲、旋转和伸直动作，半月板多次被挤压和磨损而致。根据患者损伤的程度可选择手术治疗和非手术治疗。手术治疗选择微创膝关节镜手术，给予内（外）侧半月板缝合（内固定）或部分切除或全部切除术。

1．指导目标

（1）住院期间：

1）患者及其家属了解疾病的概况、治疗、预后和转归。

2）患者及其家属了解围手术期的饮食、用药、心理护理。

3）患者能够掌握并完成围手术期肌力、平衡、关节活动度、本体感觉功能锻炼的方法及注意事项。

（2）出院后：

1）患者能复述出院后注意事项。

2）患者能积极执行膝关节的肌力、活动度、平衡、本体感觉等各项康复计划。

3）促进恢复膝关节及下肢功能，避免再次损伤，以尽快恢复日常生活、工作，以及专项娱乐性或竞技性体育运动。

2. 康复护理指导

膝关节半月板损伤康复治疗原则以恢复膝关节稳定性和膝关节功能为主，膝关节疼痛、肿胀消失，无关节弹响和交锁，膝关节旋转挤压和研磨试验（一），膝关节活动度可从 90°—0°—0° 渐进至 120°—0°—0°，肌力 5 级，睁眼闭眼起踵训练维持时间大于 20 秒，本体感觉恢复接近健侧。膝关节半月板后角缝合内固定术后早期应注意下肢负重锻炼，避免缝合处挤压导致半月板不愈合。

（1）术前指导患者完成各项肌力训练，防止肌萎缩，维持膝关节稳定性；指导患者进行关节活动度训练，术前关节活动度要达到 90°—0°—0°，踝泵运动促进血液回流利于消肿，防止静脉血栓发生等。

（2）指导患者练习床上三点支撑翻身，预防术后因疼痛及紧张不愿翻身及翻身困难诱发的压疮。

（3）告知患者术后功能康复的必要性及重要性，告诉患者术后并发症的临床表现及预防措施，利于并发症的及时发现。

（4）术后患肢伸直位摆放，待麻醉消失后主动进行踝部运动及股四头肌等长收缩训练，促进血液回流利于消肿，防止静脉血栓发生等。

（5）术后立即伤膝冰敷 20 分钟，一天 3 次。2~4 天后，每次运动后冰敷 20 分钟。

（6）术后 1 天肌力训练：指导患者行踝泵运动、股四头肌等长收缩及直腿抬高练习，300～500 个/日。

（7）单纯半月板切除术的患者术后第一天，在医护人员的指导下可下床平地直线行走，床上滑板弯脚训练 90°，床边吊腿 90°。

（8）半月板缝合术的患者术后 3～5 天，给予 CPM 被动活动 ROM 30°—0°—0° 渐进至 120°—0°—0°，指导患者床边吊腿 ROM 90°—0°—0°。

（9）根据患者肌力情况，指导患者双下肢负重平衡训练，位置觉、步态训练，睁眼、闭眼双脚起踵等本体感觉训练，增强患者关节位置的静态感知能力，关节运动的动态感知能力，肌肉收缩反射和肌张力的调节能力。

（10）嘱患者术后 14 天拆线，出院后按时门诊复查，动态观察膝关节功能情况。

3. 其他常规指导

（1）生活起居指导：

1）注意膝关节保暖。对于体质肥胖者，可适当减肥；选择合适的鞋和鞋垫以减震。

2）指导患者术前正确使用手杖、拐杖或其他辅助设施，减轻关节的负荷。

3）减少负重，避免长时间频繁上下楼、跑步、爬山等对膝关节磨损较大的运动，避免跌打扭伤。

4）走远路时不要穿高跟鞋，要穿厚底而有弹性的软底鞋，以减少膝关节所受的冲击力。

5）体育锻炼前要做好准备活动，轻缓地舒展膝关节，让膝关节充分活动开以后再参加剧烈运动。

（2）情志调护：

1）耐心与患者及其家属进行有效沟通与交流，向患者及其家属介绍本疾病的发生、发展及转归。

2）在加强膝关节损伤健康教育的同时，鼓励患者及其家属主动积极配合治疗。膝关节疼痛时出现情绪烦躁，使用安神静志法，让患者闭目静心全身放松，平静呼吸，使周身气血流通舒畅。

（3）饮食指导：见第一章第二节饮食指导中气滞血瘀证、痰湿阻滞证、肝肾亏损证饮食指导。

4. 出院指导

（1）加强患肢功能锻炼、本体感觉锻炼。

（2）遵医嘱定期门诊复查。

（3）若伤口未拆线，应定期门诊换药，术后 14 天到医院拆线。拆线前，伤口注意防水，忌洗浴。

5. 评价

（1）功能评价：

1）膝关节 Lysholm 评分较康复前有改善。

2）患肢肌力达Ⅴ级，关节活动度达 90°—0°—0°以上，平衡感觉和本体感觉良好。

（2）健康教育评价：

1）患者及其家属能够讲述膝关节相关知识，掌握膝关节半月板术后各项功能锻炼方法。

2）患者能正确演示各项功能锻炼，能复述出院后注意事项。

3）患者能遵从出院指导内容，并按时门诊复查。

七、膝关节前交叉韧带断裂

膝关节前交叉韧带断裂是指膝关节前交叉韧带断裂或损伤后失效，产生明显的膝关节前后向和/或旋转失稳，严重破坏膝关节功能的疾病。

【病名】

中医病名：筋伤（TCD 编码：BGS000）

西医病名：前交叉韧带断裂（ICD－10 编码：S83.501）

【常见证候要点】

1. 筋断筋伤证

伤后膝关节肿胀严重，剧烈疼痛，皮下瘀斑，膝关节松弛，屈伸障碍。舌质暗、有瘀斑，脉弦或涩。

2. 经脉失养证

伤后迁延，肿胀未消，钝痛酸痛，喜揉喜按，肌萎缩，膝软无力，上下台阶有错落感。舌质淡、少苔，脉细。

3. 湿阻经络证

伤后日久，反复肿胀，时轻时重，重坠胀痛，屈伸不利。舌质淡胖、苔白滑，脉沉弦或滑。

【护理评估】

1. 患肢血液循环评估

评估皮肤颜色、温度，足背动脉搏动，肢端末梢循环等情况。

2. 患肢疼痛评估

评估疼痛的诱因、性质，做好疼痛评分（VAS 评分、NRS 评分、Wong-baker 评分），疼痛持续时间，膝部活动，下肢感觉、运动情况。

3. 患肢肿胀评估

采用目测法或测量肢体周径法，评估肿胀程度、部位以及伴随的症状。

4. 神经功能评估

检查腓总神经、隐神经、腘丛神经感觉及下肢肌力情况。

5. 功能评定

（1）膝关节活动度评定：采用量角器对膝关节屈伸角度进行测量。

（2）膝关节肿胀度评定：用卷尺在髌底上两横指处进行测量，双膝测量。

（3）肌力评定：采用 Lovett 分级法评定下肢肌力。

（4）膝关节功能评分：采用膝关节 Lysholm 评分和 IKDC 评分。

膝关节 Lysholm 评分：Lysholm 膝关节评分系统由 8 项问题组成，分值为 0～100 分，分值 95 分以上为优秀，94～85 分为良好，84～65 分为尚可，小于 65 分为差。IKDC 评分是目前国际上公认的对韧带损伤尤其是前交叉韧带损伤、缺损的评估有着比较高的可靠性、有效性和敏感性。IKDC 评分可运用于各种条件的膝关节，它并不是专门针对运动或膝关节不稳定的评分，而是全面评价了膝关节系统的主观症状和客观体征。

（5）膝关节伸直状态评定：患者取俯卧位，双膝关节置于床缘外，比较双膝伸直角度。

【常见症状/证候施护】

1. 疼痛护理

（1）体位护理：膝关节需保持伸直位休息。如果关节伸直功能受限，可保持膝关节屈膝位休息。

（2）镇痛护理：遵医嘱给予镇痛药物进行超前镇痛或围手术期镇痛；同时可给予膝部冰敷、中频脉冲治疗、中药贴敷、直流电中药离子导入治疗、中药封包、电针、手指点穴等中医及物理治疗。观察治疗后效果，及时向医师反馈并记录。

2. 肿胀护理

（1）评估膝关节的肿胀程度以及伴随的症状。如需要行关节穿刺，应做好记录。记录肿胀程度，穿刺液的颜色、性质、量。

（2）指导患者进行患肢踝泵运动、直腿抬高、关节主动和被动屈伸运动，促进血液循环。

（3）遵医嘱膝部给予外治，如冰敷、中频脉冲治疗、中药贴敷、直流电中药离子导入治疗、中药封包、电针、手指点穴等治疗，可活血化瘀、消肿止痛、舒筋活络、通调气血、通络止痛；必要时给予关节腔穿刺。

3. 膝关节功能障碍护理

（1）评估患者双下肢肌力、平衡及步态，对肌力下降、平衡能力差、本体感觉差、步态不稳者，做好安全防护措施，防止跌倒及其他意外事件发生。

（2）做好健康教育，指导患者活动的注意事项，使用辅助工具如拐杖或手杖进行行走训练。

（3）卧床或活动困难患者，指导其进行四肢关节主动运动，提高肌肉强度和耐力。

（4）遵医嘱给予健康教育、物理治疗。

【中医特色康复护理】

1. 内服中药

中药汤剂每日一剂，分早、中、晚三次，每次服用 150 ml。

（1）筋断筋伤证：内服制香片、玄胡伤痛片、创伤消肿片、桃红四物汤加减或膝伤一号方剂。

（2）经脉失养证：内服益尔力口服液和祛风活络丸、制香片等。

（3）湿阻经络证：内服益尔力口服液、强筋片、牛杞地黄丸等。

2. 外用中药

外用中药有三黄水、新伤消肿散、二黄新伤软膏、郑氏舒活酊、芪藤软坚散、旧伤舒筋散。

3. 中医特色康复技术

根据医嘱，适当运用下列中医护理操作。

（1）中药贴敷：遵医嘱根据辨证分型给予相应中药贴敷，注意避开手术切口。

（2）中药封包：遵医嘱根据辨证分型给予相应中药封包，注意避开手术切口。

（3）中药直流电离子导入：遵医嘱根据辨证分型给予中药直流电离子导入，注意避开手术切口。

（4）手指点穴：术前可选阴陵泉、阳陵泉、血海、梁丘等穴位，术后可选委中、承山、足三里、伏兔等穴位。

4. 物理治疗

遵医嘱给予冰敷治疗、中频脉冲治疗、连续被动运动治疗仪（CPM）治疗、空气波压力治疗等物理治疗。

【健康教育及康复指导】

膝关节前交叉韧带断裂（筋伤）是指膝关节前交叉韧带断裂或损伤后失效，产生明显的膝关节前后向和/或旋转失稳，严重破坏膝关节功能的疾病。如果不及时治疗，关节易出现反复扭伤，容易引起关节软骨、半月板及二线韧带结构等重要结构的损害，导致创伤性骨关节炎的发生。依据全世界运动创伤临床大宗病案的流行病学统计研究，膝关节的韧带断裂以前交叉韧带断裂为多发。前交叉韧带断裂患者须通过手术治疗方能恢复膝关节功能。手术方式可选择取自体腘绳肌、髌韧带中 1/3 带骨块、腓骨长肌，异体肌腱或人工韧带进行膝关节前交叉韧带关节镜下重建术。

1. 指导目标

（1）住院期间：

1）患者及其家属了解疾病的概况、治疗、预后和转归。

2）患者及其家属了解围手术期的饮食、用药、心理护理。

3）患者能够掌握并完成围手术期肌力、平衡、关节活动度、本体感觉功能锻炼的方法及注意事项。

（2）出院后：

1）患者能复述出院后注意事项。

2）患者能积极执行膝关节的肌力、活动度、平衡、本体感觉等各项康复计划，促进恢复膝关节及下肢功能。

3）避免再次损伤，以尽快恢复自理能力、日常生活、工作，以及专项娱乐性或竞技性体育运动。

2. 康复护理指导

膝关节前交叉韧带断裂康复治疗原则以恢复膝关节稳定性和膝关节功能为主，达到膝关节稳定，功能完全或基本恢复，膝关节 ADT 试验（-），Lachman 试验（-），膝关节活动度可从 90°—0°—0° 渐进至 120°—0°—0°，肌力 5 级，睁眼、闭眼起踵训练维持时间大于 20 秒，本体感觉恢复接近健侧。膝关节前交叉韧带断裂合并侧副结构损伤需戴外固定支具进行保护，避免关节不稳而导致重建韧带失效。

（1）术前指导患者完成各项肌力训练，防止肌萎缩，维持膝关节稳定性；指导患者进行关节活动度训练，术前关节活动度要达到 90°—0°—0°；指导患者行踝泵运动、直腿抬高训练，促进血液回流，利于消肿，防止静脉血栓发生等。

（2）指导患者练习床上三点支撑翻身，预防术后因疼痛及紧张不愿翻身及翻身困难诱发的压疮。

（3）告知患者术后功能康复的必要性及重要性；告诉患者术后并

发症的临床表现及预防措施，利于并发症的及时发现。

（4）术后指导患者患肢伸直位摆放，待麻醉消失后主动进行踝泵运动、股四头肌等长收缩训练，促进血液回流，利于消肿，防止静脉血栓发生等。

（5）术后立即伤膝冰敷 20 分钟，一天 3 次。2~4 天后，每次运动后冰敷 20 分钟。

（6）术后第 1 天指导患者行踝泵运动、股四头肌等长收缩、腘绳肌训练和直腿抬高练习，300~500 个/日。

（7）单纯前交叉韧带重建术的患者术后第 1 天，在医护人员的指导下可扶拐下床平地直线行走，指导患者床边吊腿 ROM 30°—0°—0°渐进至 90°—0°—0°，指导患者睁眼渐进至闭眼的起踵平衡训练。

（8）前交叉韧带合并半月板缝合术的患者术后 3~5 天，给予CPM 被动活动 ROM 30°—0°—0°渐进至 120°—0°—0°，指导患者床边吊腿 ROM 30°—0°—0°渐进至 90°—0°—0°，指导患者正确扶双拐上下楼梯训练。

（9）术后 5 天患者肌力如达 V 级，平衡感和本体感觉良好，可指导患者脱拐平地直线行走。

（10）根据患者肌力情况，指导患者双下肢负重平衡训练，位置觉、步态训练，睁眼、闭眼双脚起踵等本体感觉训练，增强患者关节位置的静态感知能力，关节运动的动态感知能力，肌肉收缩反射和肌张力的调节能力。

（11）出院指导强调前交叉韧带重建患者 3 个月内禁止深蹲，最好坐马桶；嘱患者术后 14 天到医院拆线；出院后按时门诊复查，动态观察膝关节功能情况。

3. 其他常规指导

（1）生活起居指导：

1）日常注意膝关节保暖，体质肥胖者可适当减肥。

2）选择合适的鞋和鞋垫以减震，指导患者术前正确使用手杖、拐杖或其他辅助设施以减轻关节的负荷。

3）避免过度劳累，减少负重，避免长时间频繁上下楼、跑步、爬山等对膝关节磨损较大的运动，避免跌打扭伤。

4）走远路时不要穿高跟鞋，要穿厚底而有弹性的软底鞋，以减少膝关节所受的冲击力。

5）体育锻炼前要做好准备活动，轻缓地舒展膝关节，让膝关节充分活动开以后再参加剧烈运动。

（2）情志调护：

1）主动关怀患者，耐心与患者及其家属进行有效沟通与交流，注意观察患者的情绪变化，向患者及其家属介绍本病的发生、发展及转归，取得患者的理解和配合。

2）向患者介绍成功病例，帮助患者树立战胜疾病的信心，用移情疗法，转移或改变患者的情绪和意志，舒畅气机、怡养心神。

（3）饮食指导：见第一章第二节饮食指导中筋断筋伤证、经脉失养证、湿阻经络饮食指导。

4．出院指导

（1）加强患肢功能锻炼、本体感觉锻炼。

（2）遵医嘱定期门诊复查。

（3）强调前交叉韧带重建患者 3 个月内禁止深蹲，最好坐马桶。

（4）若伤口未拆线，应定期门诊复查，定时换药，术后 14 天到医院拆线。拆线前，伤口注意防水，忌洗浴。

5．评价

（1）功能评价：

1）膝关节 Lysholm 评分较康复前有改善。

2）IKDC 分数较康复前有提高。

3）患肢肌力达Ⅴ级，关节活动度达 90°—0°—0°以上，平衡感觉和本体感觉良好。

（2）健康教育评价：

1）患者及其家属能够讲述膝关节相关知识，掌握膝关节前交叉韧带术后各项功能锻炼方法。

2）患者能正确演示各项功能锻炼，能复述出院后注意事项。

3）患者能遵从出院指导内容并按时门诊复查。

八、慢性骨髓炎

慢性骨髓炎又称附骨疽。慢性化脓性骨髓炎是急性化脓性骨髓炎的延续，往往全身性症状大多消失，只有在局部引流不畅时才有全身性症状，但骨内仍有一处或多处有脓性物、感染性肉芽组织或死骨的病灶。本病的特点是感染的骨组织增生、硬化、坏死、死腔、包壳、瘘孔、窦道、脓肿并存，反复化脓，缠绵难愈，病史可长达数月、数年，甚至十年。

【病名】

中医病名：附骨疽（TCD 编码：DWC131）

西医病名：慢性骨髓炎（ICD－10 编码：M86.691）

【常见证候要点】

1. 毒热炽盛证

慢性骨髓炎因外伤、劳累或脓液排出不畅引起急性发作。局部红、肿、热、痛，脓液黄稠而臭。症见高热，寒战，烦渴，纳呆，小便黄赤，大便干燥。舌质淡红、苔黄腻，脉弦数。

2. 瘀血阻滞证

局部红、肿、硬、痛，肢体活动受限。症见发热恶寒，口渴，面色晦暗。舌质红有瘀斑、苔黄厚，脉涩或洪数。

3. 血虚寒凝证

局部皮肤苍白，漫肿无头或坚硬不消，成脓难溃；或溃后难愈，脓稀色白，肉芽淡白不长；或有窦道形成，经久不愈。症见面色苍白，畏寒肢冷，神疲乏力，小便清长。舌质淡红或嫩红、苔薄白，脉沉迟无力。

4. 肝肾虚损证

形体消瘦，头晕耳鸣，腰酸膝软，肢倦气短，四肢无力。舌质红或红绛、苔少，脉细无力。此证多见于晚期，可有肢体畸形，关节强直或病理性骨折并发。

【护理评估】

1. 患肢疼痛评估

采用视觉模拟评分法（VAS）评估疼痛的程度，了解疼痛的诱因和性质。评估患肢肢端血液循环、活动等情况。

2. 患肢肿胀评估

评估肿胀部位、程度以及伴随的症状，并做好记录。

3. 窦道评估

对慢性骨髓炎窦道内肉芽生长情况及分泌物的性质、量做分级评估，从而了解慢性骨髓炎窦道伤口情况，作为局部症状评定指标。

（1）肉芽组织生长情况：

1级：窦道完全愈合，创面消失或痊愈。

2级：肉芽鲜红润，生长良好，无水肿。

3级：肉芽暗红，生长缓慢，无水肿。

4级：肉芽色暗，水肿甚至糜烂。

（2）分泌物的性质、量：

4级：分泌物呈脓性、量大、污浊、腥臭味重。

3级：分泌物呈脓性、量大、腥臭味减轻。

2级：分泌物减少，腥臭味较轻。

1级：无分泌物。

4. 情绪评估

评估患者的情绪状态，筛查有无抑郁、焦虑等负性情绪。采用汉密尔顿焦虑、抑郁量表（HAMA）。

【常见症状/证候施护】

1. 发热护理

（1）发热者限制活动，宜卧床休息。病室温湿度适宜，空气流通，阳光充足。

（2）严密监测生命体征，高热者给予物理降温，出汗较多者及时擦干皮肤，保持皮肤和床单位清洁、干燥。

（3）鼓励患者多饮水（约 1500 ml/d），可用菊花、金银花泡水代茶饮，以清热解毒。饮食易消化，均衡营养，注意优质蛋白质的摄入，如鸡蛋、牛奶、瘦肉等。忌食海腥发物及辛辣刺激、助火食品，如牛羊肉、海鱼、虾、蟹、葱、蒜、辣椒等。

2. 患肢红肿热痛护理

（1）保持病室空气新鲜、流通，温湿度适宜。

（2）卧床时适当抬高患肢 15～30°，以促进下肢静脉血液回流。

（3）根据医嘱，局部红肿灼热明显且皮肤完整者，可用清热解毒消肿的二黄新伤软膏外敷，观察有无药物过敏等不良反应。

3. 抑郁、焦虑护理

（1）经常与患者谈心，给予安慰和鼓励，使患者树立战胜疾病的信心。同时帮助患者解决生活的实际困难，尽量满足患者的生理需求。

（2）可向患者介绍一些关于病情与治疗方面的情况，以及一些同种病例被治愈的例子，以减少患者的疑虑，促使他们积极配合。

【中医特色康复护理】

1. 内服中药

中药汤剂每日一剂，分早、中、晚三次，每次服用 150 ml。服解毒止血汤温服，补中益气汤温热服。

2. 外用中药

（1）中药外敷：局部无创面者，直接用温开水调成糊状敷于患处；局部有创面者，应避开创面，在创面边缘贴敷。两小时后取下，贴敷过程中观察有无药物过敏反应。

（2）中药熏洗：根据局部情况可采用中药熏洗患肢，以清热解毒、活血化瘀；局部红、肿、热者，选用三黄汤以清热解毒；局部红、肿、热不明显者，选用活血散瘀洗药；局部冷痛、皮肤温度低、皮肤色素沉着者，可选用活血散瘀洗药、祛风寒湿洗药熏洗。每次 20 分钟，观察患者有无药物过敏反应。

3. 中医特色康复技术

根据医嘱，适当运用下列中医护理操作。

（1）中药溻渍：局部红、肿、热、痛明显者，选用外用三黄散加减；局部发热不明显者，采用新伤消肿散加减。

（2）中药湿敷：局部红、肿、热明显者，采用三黄汤加减湿敷；局部红、肿、热不明显者，采用化瘀通络汤加减湿敷患处。用6层纱布浸透药液，以不滴水为宜。

（3）中药熏洗：适用于患处不敛，久不收口者。应用智能中药熏洗仪，达到设定温度90℃时喷气口开始喷出雾气。喷气口与皮肤之间最佳距离为25~30 cm，防止烫伤。

（4）艾灸：适用于患处不敛，久不收口者。根据病情需要，可选择中脘、足三里、内关、合谷、曲池等穴位。

（5）中药离子透入：适用于患处不敛者及窦道形成者。用煎好的中药液浸湿棉条，将其置入患处，通过直流电导入药液，完毕后用0.9%氯化钠注射液（生理盐水）拭去多余药液，常规消毒，覆盖创面。

【健康教育及康复指导】

慢性骨髓炎的特点是感染的骨组织增生、硬化、坏死，死腔、包壳、瘘孔、窦道、脓肿并存，反复化脓，缠绵难愈，病史可长达数月、数年，给患者带来身体和精神的双重伤害。身体的症状表现为骨破坏，可导致部分肢体功能丧失；在治疗中，如果炎性病灶清除不彻底，又会造成病情反复，需进行多次手术。

1. 指导目标

（1）住院期间：

1）患者及其家属了解促进窦道口的愈合方法，减轻疼痛及炎症反应，减少并发症的发生。

2）患者家属了解疾病的概况、治疗、预后及转归。

3）患者能演示自我护理技能及功能锻炼方法，能正确使用支具。

4）患者能复述出院后注意事项等。

（2）出院后：

1）患者关节的功能得到最大程度的恢复，生活质量得到提高。

2）患者心理障碍得到康复。

2. 康复护理指导

急性发作期，应制动休息为主。炎症控制后，逐步进行患肢的主、被动功能锻炼，防止肌萎缩、关节僵硬。五禽戏、太极拳、八卦掌，尤其是改良后的部分动作能达到动静结合的养生治病功效。动则使各部位的关节筋骨得到充分的锻炼，静则强调自我的意、气、形的锻炼，从而使百脉通畅，气血调和，各系统功能活跃。

（1）非手术患者：

1）每日清洗患处周围皮肤，保持清洁、干燥，但避免使用过热的水。

2）加强锻炼，注意生活起居有规律，避免继发各类感染性疾病。

3）卧床时抬高患肢 15～30°，观察趾端血运是否正常。避免久行久立、跷二郎腿。适当行腿部按摩，两只手分别放在小腿两侧，由踝部向膝关节揉搓小腿肌肉。站立时做踮脚运动，或做小腿的踢腿运动。

（2）手术患者：

1）术后应指导患者进行良肢位摆放，以预防出现关节僵硬、挛缩、肌张力增高等现象。

2）在患者生命体征平稳后，应及早指导患者进行核心肌力训练。根据患者情况，指导患者进行床上运动、床旁运动。在条件允许的情况下，应鼓励患者尽早下地运动，以帮助患者及早恢复日常生活能力。

3）对于高龄、卧床以及有心肺基础疾病的患者应指导其进行心、肺功能训练，以预防卧床所致并发症的发生。

3. 其他常规指导

（1）生活起居指导：

1）每日清洗患处周围皮肤，保持清洁、干燥，但避免使用过热的水。

2）忌烟酒。

3）卧床时抬高患肢 15～30°。避免久行久立、跷二郎腿。教会患者腿部按摩，两只手分别放在小腿两侧，由踝部向膝关节揉搓小腿肌肉。站立时做踮脚运动，或做小腿的踢腿运动。

（2）情志调护：

1）采用暗示疗法、说理开导法，引导患者自觉地戒除不良心理因素，调和情志。

2）鼓励病友间相互交流治疗体会，提高认知，增强治疗信心。

（3）饮食指导：见第一章第二节饮食指导中毒热炽盛证、血虚寒凝证、瘀血阻滞证、肝肾虚损证饮食指导。

4. 出院指导

（1）嘱家属定期带患者到医院门诊复查，3个月或半年复查1次。坚持做好自我调护。鼓励家属多陪伴患者。慎起居，避风寒，畅情志。

（2）正确使用助行器，减轻患肢负重。半年内勿负重。

（3）指导患者食富含营养的食物，增强机体免疫力。

5. 评价

（1）功能评价：关节功能评价、肌力等级评价根据所累及关节的常用方法进行评价，了解恢复效果。

（2）健康教育评价：

1）患者及其家属能够讲述本病发病的原因、疾病特点。

2）患者能演示自我护理技能及功能锻炼方法。

3）患者能复述出院后注意事项等。

第三节　脊柱疾病康复护理指导

一、颈椎骨折

颈椎骨折是指因外力作用或内部因素（结核或肿瘤等致病理性骨折）所致颈椎椎体及附件的完整性及延续性遭到破坏。

【病名】

中医病名：骨折病（TCD编码：BGG000）

西医病名：颈椎骨折（ICD-10编码：S12.202）

【常见证候要点】

1. 骨断筋伤、血瘀气滞、经脉受损证

骨折前期伴有脊髓损伤则出现截瘫，损伤平面以下的肢体麻木、无知觉、不能活动，大小便失禁。舌质暗紫、苔薄黄。脉玄，日久可见脉细弱。

2. 骨断筋伤、气血不畅证

骨折中期经脉（或督脉）受损，气滞血瘀，经络阻滞，不通则痛，故局部疼痛、压痛。脊柱骨折后引起疼痛，不能站立、翻身困难，活动受限。因气滞血瘀，郁而化热，热伤脾胃，使之运化失常，可伴有腹胀痛、食欲不佳、便秘、尿潴留。舌质色暗、苔薄白，脉弦。

3. 肝肾亏虚、气血亏虚证

骨折后期患者四肢无力，活动后局部隐痛，证属肝肾不足，气血耗损。舌质淡红、少苔，脉细。

【护理评估】

（1）评估受伤时间、原因、部位，急救措施与搬运方法，以及全身情况。

（2）疼痛评估：应用视觉模拟评分法（VAS）对患者疼痛进行评估。

（3）肌力评定：采用 Lovett 肌力评级。

（4）运动、感觉功能障碍：感觉检查包括身体两侧 28 对皮区关键点。每个关键点要检查两种感觉，即针刺觉和轻触觉。

【常见症状/证候施护】

1. 疼痛护理

（1）体位护理：

1）患者严格卧床休息，颈部制动可减轻脊柱应力负载，缓解肌痉挛及减轻受压迫神经根的水肿，从而达到减轻临床症状的目的。

2）翻身时严格轴线翻身，避免脊柱扭曲造成的疼痛。

3）平卧位休息，头颈部制动。头下置水垫，用软毛巾卷成筒状置于患者颈项部，避免颈部悬空，保持颈椎生理曲度；头颈部两侧放

1 kg 的沙袋，防止头颈部向两侧摆动。

4）取仰卧位时可选择肩关节外展 90°，肘关节伸直，手前臂旋后位，髋关节伸直位（可轻度外展），膝关节伸直位（膝下不得垫枕，以免影响静脉血液回流），踝关节背伸位（应用垫枕）及足趾伸展位。

5）侧卧位时可选择髋关节 20°轻度屈曲，膝关节屈曲 60°左右，踝关节背伸和足趾伸直位；下侧肩关节前屈 90°，肘关节屈曲 90°；上侧肢体的肩、肘关节伸直位，手及前臂中立位。

6）体位的保持需依靠各种枕垫来支撑。患者保持头、颈、肩一致性活动，防止颈椎错位。

（2）镇痛护理：遵医嘱口服止痛药；遵医嘱给予中频脉冲治疗、中药塌渍、红外线治疗等中医及物理治疗。

2. 保持呼吸道通畅

（1）遵医嘱给予持续低流量氧气吸入。

（2）教会患者行深呼吸有效咳嗽咳痰练习，并给予雾化吸入。有痰不易咳出时，给予吸痰。

（3）保持颈椎中立位，必要时用支具。

3. 活动障碍护理

（1）移动患者躯体时，动作稳、准、轻，以免加重损伤。

（2）指导并协助患者进行功能锻炼，瘫痪肢体保持关节于功能位，防止关节屈曲、过伸。

（3）给予双下肢充气治疗，以促进血液循环，避免静脉血栓形成。针灸三阴交、足三里、曲池、委中、阳陵泉等穴位。

【中医特色康复护理】

1. 内服中药

中药汤剂每日一剂，分早、中、晚三次，每次 150 ml 服用。

（1）骨断筋伤、血瘀气滞、经脉受损证：损伤早期，行气活血，消肿止痛，可内服复元活血汤或膈下逐瘀汤。若腹满胀痛，大便秘结。苔黄厚腻，脉弦有力，证属血瘀气滞、腑气不通，治宜攻下逐瘀，通腑泄热，可用桃核承气汤或大成汤。若兼有少腹胀满，小便不利，证属瘀血阻滞、膀胱气化失调，治宜活血祛瘀，行气利水，用膈下逐瘀汤合五苓散。

（2）骨断筋伤、气血不畅证：损伤中期疼痛已消，活动受限，宜活血和营，接骨续筋，可内服接骨丹，外贴接骨膏。

（3）肝肾亏虚、气血亏虚证：损伤后期腰酸软，四肢无力，活动后局部隐隐作痛，活动受限，宜补益肝肾，调养气血，可选用六味地黄汤、八珍汤或壮腰健肾汤。

2. 外用中药

（1）骨断筋伤、血瘀气滞、经脉受损：早期（1～2 周）外用新伤软膏，活血化瘀，行气止痛。

（2）骨断筋伤、气血不畅证：中期（3～8 周）外敷活络膏以去瘀生新、接骨续筋。

（3）肝肾亏虚、气血亏虚证：后期（8 周以后）外敷活络膏、黑膏药。

3. 中医特色康复技术

根据医嘱，适当运用下列中医护理操作。

（1）中药塌渍：损伤早、中、后期均可应用于颈枕部。

（2）中药湿敷：损伤早、中、后期均可应用于颈枕部。

（3）耳穴贴压（耳穴埋豆）：多用于疼痛失眠者，多选神门、脑点、肾上腺、上下耳根等穴位。

【康复指导及健康教育】

颈椎骨折以头、颈痛，颈部肌紧张，活动受限，患者常用双手托着头部，局部压痛、肿胀，但后凸畸形不甚明显为主要表现。颈椎骨折是一种典型的完全性损伤，在临床上并不少见，多伴有脊髓损伤。颈椎骨折可分为稳定性骨折和非稳定性骨折，稳定性骨折可通过非手术方法治疗。

1. 指导目标

（1）住院期间：

1）了解并应用缓解疼痛的方法，减轻疼痛。

2）患者能够主动配合早期康复和主动康复训练，锻炼心肺功能，防止并发症产生。

3）增强患者核心肌群、四肢肌肉力量，截瘫患者延缓肌萎缩，防止关节粘连。

4）颈椎骨折会给患者带来很大的心理负担。通过耐心细致的康复护理使患者缓解心理压力。

5）了解疾病相关用药知识及疾病观察知识。

（2）出院后：

1）主动执行康复计划，增强核心肌肉、四肢肌肉力量，促进康复。

2）积极纠正骨质疏松，避免再次骨折。

2. 康复护理指导

向患者及其家属说明康复锻炼的重要性，取得其配合。评估患者的感觉、肌力、反射、运动能力，根据患者的具体情况，与患者及其家属一起制订锻炼计划，并督导落实，避免锻炼过程中发生意外伤害。具体方法如下：

（1）1~2周：卧位上肢 AROM 训练，指导患者进行指间及掌指关节和肘关节全关节活动范围屈伸，肩关节前屈、外展90°后伸直。下肢主动 ROM 训练：踝关节最大背伸，膝关节屈曲90°后伸直。以上每组训练各关节活动至少10次，每日主动训练3组。

（2）3~4周：上下肢主动训练同上，颈肌等长收缩训练每次收缩5~10秒，间歇5~10秒，每组训练5~10次，每日训练3组。

（3）5~8周：保持颈部制动，指导患者增加四肢及躯干功能活动，上下肢主要关节全关节范围内抗阻训练（直腿抬高训练），每群肌肉每次收缩5~10秒，间歇5~10秒，训练5~10次，每日3组。背肌及腹肌等长收缩训练。颈肌等长收缩训练方法同上。

（4）8周以后：颈托制动，指导患者床边坐位及离床站立训练，直立适应性训练：逐步从卧位转向半卧位或坐位，倾斜的高度每日逐渐增加，从约30°逐渐抬高至80°左右，以无头晕等低血压不适症状为度，循序渐进。可在斜床上进行直立训练，应尽早开始，并坚持训练。每日至少2次，每次约30分钟。背肌及腹肌肌力增强训练。逐步恢复日常生活活动，适时参加一般工作。

3．其他常规指导

（1）生活起居指导：

1）急性期患者绝对卧床休息，协助一切生活护理。

2）做好颈椎损伤局部的保护，防止二次损伤，协助整体翻身。

3）指导患者用正确的方法咳嗽、打喷嚏，注意保护脊柱损伤部位，避免诱发和加重疼痛。

4）平卧位休息，头颈部制动。头下置水垫，用软毛巾卷成筒状置于患者颈项部，避免颈部悬空，保持颈椎生理曲度。头颈部两侧放沙袋，防止头颈部向两侧摆动。

（2）情志调护：颈椎骨折或伴有脊髓损伤，患者心理负担很大，担心治疗效果，由于长期卧床、生活不能自理等，患者表现焦躁不安，性格改变，甚至产生轻生念头。要热情诚恳、全面照顾，主动关心患者，使其正视现实，帮助患者树立战胜疾病的信心。鼓励家属与患者多沟通，不断开导患者，消除患者的顾虑，使其安心配合治疗，争取早日康复。

（3）饮食指导：见第一章第二节饮食指导中骨断筋伤证、气滞血瘀证、肝肾亏虚证饮食指导。

4．出院指导

（1）指导患者食高蛋白质、高能量、高维生素、富含膳食纤维食物，加强营养，严格戒烟、戒酒。

（2）向患者解释颈椎病的恢复过程是长期和缓慢的，并且在恢复过程中可能会有反复，应有心理准备，不必过分担忧。

（3）教会患者活动时保护颈部的方法，主动进行康复训练，增强核心肌肉、四肢肌肉力量，促进康复。

（4）按医嘱继续服用药物，如 B 族维生素、甲钴胺等。

（5）嘱患者定期门诊复查。

5．评价

（1）功能评价：

1）自理能力评估——Barthel 指数：判断患者较康复前有所改善。

2）肌力评定——Lovett 肌力评级：较康复前有所改善。

3）运动、感觉功能障碍检查：包括身体两侧 28 对皮区关键点的针刺觉和轻触觉较康复前有所改善。

（2）健康教育评价：

1）患者及其家属能讲述疾病相关知识、注意事项、防止发生并发症措施。

2）患者掌握并能正确演示功能锻炼方法，出院后注意事项，未发生因功能锻炼不当导致的并发症。

3）患者能正确使用支具。

二、胸腰椎骨折

胸腰椎骨折是指由于外力造成胸腰椎骨质连续性的破坏。这是最常见的脊柱损伤。在青壮年患者中，高能量损伤是其主要致伤因素，如车祸、高处坠落伤等。老年患者由于本身存在骨质疏松，致伤因素多为低能量损伤，如滑倒、跌倒等。

【病名】

中医病名：骨折病（TCD 编码：BGG000）

西医病名：胸腰椎骨折（ICD - 10 编码：胸椎骨折：S22.001；腰椎骨折：S32.001）

【常见证候要点】

1. 骨断筋伤、血瘀气滞证

骨折早期（1～2 周）气滞血瘀，经络阻滞，不通则痛，故局部疼痛，活动受限。舌质暗、舌底脉络淤紫、苔黄腻，脉玄。

2. 骨断筋伤、血瘀气滞、督脉受损证

骨折中期（3～8 周）伴有脊髓损伤者，则出现截瘫。损伤平面以下的肢体麻木，无知觉，不能活动；大小便失禁。舌质暗紫、苔薄黄；脉玄，日久可见脉细弱。

3. 肝肾亏虚、骨断筋伤证

骨折后期（8 周以后）常合并椎体骨质疏松，症见腰痛腿软，四肢无力，活动后局部隐痛，证属肝肾不足，气血耗损。舌质淡、苔薄白或黄，脉玄细。

【护理评估】

（1）了解受伤时间、原因、急救措施、搬运方法，评估受伤部位、全身情况，有无合并伤及并发症。

（2）疼痛评估：患肢疼痛评估采用视觉模拟评分法（VAS）评估疼痛的程度，了解疼痛的诱因和性质。

（3）肌力评定：Lovett 肌力评级分为正常、良好、尚可、差、微弱、无收缩 6 个等级，以此评定肌力是否正常及无力程度。

（4）运动、感觉功能障碍评估：感觉检查包括身体两侧 28 对皮区关键点。每个关键点要检查两种感觉，即针刺觉和轻触觉。

【常见症状/证候施护】

1. 疼痛护理

（1）体位护理：患者严格卧床休息，翻身时严格轴线翻身。避免脊柱扭曲造成的疼痛。翻身、搬运患者时要保持脊柱处于伸直位，避免屈曲、扭转。一般采用平卧式搬运或滚动法，仰卧于硬板床，腰部垫枕，保持背伸位。

（2）镇痛护理：遵医嘱给予中频脉冲治疗、中药塌渍、红外线治疗等中医及物理治疗，观察治疗后的效果，及时向医师反馈。另外遵医嘱口服止痛药。

2. 腹胀便秘护理

（1）评估腹胀、便秘的原因和腹胀情况。

（2）指导患者顺时针环形按摩小腹，以刺激肠蠕动，促进排便。指导患者食用清淡易消化饮食，多喝水（每日 2000 ml 以上）。必要时遵医嘱用药。

3. 尿潴留护理

（1）心理护理及健康指导：若尿潴留是因情绪紧张或焦虑所致，则要安慰患者，消除紧张和焦虑，采取各种方法诱导患者放松情绪。随时指导患者养成定时排尿的习惯。

（2）提供隐蔽的排尿环境。

（3）调整排尿的体位和姿势。

（4）热敷、按摩：热敷下腹部及用手按摩下腹部，可放松肌肉，促进排尿。切记不可强力按压，以防膀胱破裂。

（5）诱导排尿：积极配合原发病治疗，避免药物使用不当造成尿潴留。若患者出现尿潴留，必要时根据医嘱肌内注射氯化氨甲酰甲胆碱等药物。

（6）其他方法：经上述处理仍不能解除尿潴留时，可采用导尿术。对留置导尿管患者要做好导尿管护理，定时开放导尿管，训练膀胱功能以形成自动反射性排尿。预防逆行感染，定期更换集尿袋及导尿管。

【中医特色康复护理】

1. 内服中药

中药汤剂每日一剂，分早、中、晚三次，每次 150 ml 服用。

（1）骨断筋伤、血瘀气滞：骨折早期如有腹胀、大便不通者系瘀血停积，宜用攻下逐瘀法，以大成汤主之；如系气滞血瘀，肿痛并见者，宜用行气消瘀法，可内服创伤消肿片、玄胡伤痛宁片或七味三七口服液。

（2）骨断筋伤、血瘀气滞、督脉受损证：骨折中期以接骨续筋为主，可服用归香正骨丸、双龙接骨丸。

（3）肝肾亏虚、骨断筋伤证：骨折后期应用补益法和温经通络法，常用益尔力口服液及祛风活络丸、加味地黄丸等。

2. 外用中药

（1）骨断筋伤、血瘀气滞：外用新伤软膏，活血化瘀，行气止痛。

（2）骨断筋伤、血瘀气滞、督脉受损证：外敷丁桂活络膏以去瘀生新、接骨续筋。

（3）肝肾亏虚、骨断筋伤证：外敷丁桂活络膏、黑膏药。

3. 中医特色康复技术

根据医嘱，适当运用下列中医护理操作。

（1）中药塌渍：损伤早、中、后期均可应用于颈枕部。

（2）中药湿敷：损伤早、中、后期均可应用于颈枕部。

（3）耳穴贴压（耳穴埋豆）：多用于疼痛失眠者，多选神门、脑点、肾上腺、上下耳根等穴位。

（4）穴位按摩：取中脘、下脘天枢、气海等穴位按摩，减轻腹胀，预防及治疗便秘。热敷并按摩三阴交、中极、水道等穴位，解除尿潴留。

【健康教育及康复指导】

胸腰椎骨折是脊柱受到外力时产生的脊柱损害。老年患者由于本身存在骨质疏松，致伤因素多为低能量损伤，如滑倒、跌倒等。胸腰椎骨折患者常合并神经功能损伤，根据患者的损伤程度可分为非手术治疗和手术治疗。

1. 指导目标

（1）住院期间：

1）患者了解并应用缓解疼痛方法，减轻疼痛。

2）患者能够主动配合早期康复和主动康复训练，锻炼心肺功能，防止并发症产生。

3）增强患者腰背肌、四肢肌肉力量，截瘫患者延缓肌萎缩，防止关节粘连。

4）胸腰椎骨折患者会给患者带来很大的心理负担。通过耐心细致的康复护理使患者缓解心理压力。

5）了解疾病相关用药知识及疾病观察知识。

（2）出院后：

1）主动进行康复计划，增强腰背肌、四肢肌肉力量，促进康复。

2）积极纠正骨质疏松，避免再次骨折。

2. 康复护理指导

（1）1～2周：指导患者严格卧床休息，被动轴向翻身。卧位上肢主动 ROM 训练：指间及掌指关节和肩肘关节全关节活动范围屈伸；下肢主动 ROM 训练：踝关节最大背伸，膝关节屈曲 90° 后伸直。以上每组训练各关节活动 5～10 次，每日主动训练 3 组。

（2）3～4周：卧床，协助患者主动轴向翻身。仰卧位时对应骨折部位背下可垫枕，高度 4～5 cm。指导患者上下肢主动训练同上。

仰卧位背肌等长收缩训练每次收缩5~10秒，间歇5~10秒，每组训练5~10次，每日主动训练3组。其他训练同上。

（3）5~8周：指导患者戴胸腰骶支具，主动轴向翻身。每日床头可先升高5°，逐渐至80°，每次保持半坡位30分钟，每日至少2次。上下肢主要关节全关节范围内抗阻训练，每群肌肉每次收缩5~10秒，间歇5~10秒，训练5~10次，每日训练3组。仰卧位腹肌等长收缩训练及仰卧位背伸肌训练。试行床边坐位及离床站立训练，每次约30分钟。

（4）9~12周：指导患者戴胸腰骶支具，上下肢自主活动。站立及步行训练，可应用步行器，每日2次，每次至少30分钟。其他训练同上。

3. 其他常规指导

（1）生活起居指导：

1）协助患者翻身侧卧时，要保持受伤的局部固定，不弯曲，不扭转，用手扶着患者的肩部和髋部同时翻动，防止腰部扭伤。

2）急性期患者绝对卧床休息，做好胸腰椎骨折损伤局部的保护，防止二次损伤，协助整体翻身。

3）指导患者用正确的方法咳嗽、打喷嚏，注意保护脊柱损伤局部，避免诱发和加重疼痛。

（2）情志调护：患者由于长期卧床、生活不能自理等，表现焦躁不安。要热情耐心、全面照顾，帮助患者树立战胜疾病的信心。不断开导患者，消除患者的疑虑，使其安心配合治疗，争取早日康复。

（3）饮食指导：见第一章第二节饮食指导中骨断筋伤证、血瘀气滞证、肝肾亏虚证饮食指导。

4. 出院指导

（1）遵医嘱按时服药，定期门诊复查。

（2）保持心情舒畅，清淡营养饮食。

（3）纠正并改变工作中的不良姿势和习惯：注意调整桌面或工作台的高度；在连续工作期间，应每2小时活动全身5分钟。

（4）定期复查，不适随诊。

5. 评价

（1）功能评价：

1）疼痛评定——视觉模拟评分法（VAS）：较康复前的疼痛有所改善。

2）自理能力评估——Barthel 指数：较康复前自理能力有所恢复。

3）肌力评定——Lovett 肌力评级：较康复前有所改善。

4）运动、感觉功能障碍感觉检查：对包括身体两侧 28 对皮区关键点针刺觉和轻触觉检查，较康复前有所改善。

（2）健康教育评价：

1）患者对早期康复和主动康复训练、锻炼心肺功能的配合程度。

2）患者心理压力程度减轻。

3）患者能够简述疾病的相关知识；掌握饮食要求，作息要求，功能锻炼和疾病相关防治知识，并且能够正确执行。

4）患者能掌握出院后的注意事项，未发生因锻炼方法不当所导致的并发症。

三、强直性脊柱炎

强直性脊柱炎（ankylosing spondylitis，AS）是一种结缔组织病，主要侵犯脊柱并可不同程度地累及骶髂关节和周围关节，为慢性进行性炎性疾病。AS 的特点为腰、颈、胸段脊柱关节和韧带以及骶髂关节的炎症和骨化，髋关节常常受累，其他周围关节也可出现炎症。

【病名】

中医病名：大偻（TCD 编码：BNV080）

西医病名：强直性脊柱炎（ICD－10 编码：M45.901）

【常见证候要点】

1. 肾虚督寒证

证见腰骶、脊背疼痛，痛连颈项，背冷恶寒，肢节游走疼痛，酸楚重着；或晨起腰骶、项背僵痛；或僵硬弯曲，活动不利，得温痛减。舌质淡、苔薄或白,脉沉弦或细迟。

2. 肾虚湿热证

腰背疼痛,腰骶及项背强直畸形,活动受限,胸廓不张。身热不扬,绵绵不解,汗出心烦。口苦黏腻或口干不欲饮,或见脘闷纳呆,大便溏软或黏滞不爽,小便黄赤。伴关节红肿、灼热、疼痛,或有积液,屈伸活动受限。舌质偏红、苔腻或黄腻或垢腻,脉沉滑、弦滑或弦细数。

【护理评估】

1. 疼痛评估

评估疼痛的诱因、性质、部位、持续时间,与体位的关系。用视觉模拟评分法(VAS)进行疼痛的评分。

2. 功能评定

(1)采用量角器对骶髂关节和腰部进行前屈、背伸、左右侧弯和旋转等角度的测量。

(2)肌力:采用MMT徒手肌力评定法评定四肢肌力。

【常见症状/证候施护】

1. 疼痛护理

(1)评估疼痛诱因、性质、部位、持续时间,与体位的关系,做好疼痛评分。

(2)慎起居、避风寒,防风寒阻络致经脉不通,引发疼痛。

(3)配合医师行髋关节及下肢牵引,及时评估牵引效果及髋关节和腰背部疼痛情况。

(4)遵医嘱行中药熏洗、中药塌渍、中药外敷、中药离子导入、拔火罐等治疗。痛点处可行穴位按摩或涂擦治疗。

(5)根据疼痛规律,对夜间疼痛甚者,适当增加中药塌渍、中药封包、牵引等治疗次数。

2. 活动受限护理

(1)评估活动受限的范围和患者生活自理能力。

(2)患者生活用品放置应便于取用。

(3)指导协助患者正确的体位移动,按摩活动受限肢体,提高患者舒适度。

（4）指导并协助四肢关节功能锻炼，防肌萎缩。

（5）遵医嘱进行中药熏洗、中药离子导入、艾灸等治疗，注意防烫伤。

（6）指导患者使用轮椅、拐杖、助行器等。

3. 不寐护理

（1）枕头高度适宜，避免颈部悬空。

（2）保持病房安静、整洁，通风良好。

（3）睡前服热牛奶、温水泡脚，按摩双侧太阳穴和印堂穴，听舒缓轻音乐，不宜饮浓茶或咖啡。

（4）遵医嘱行头部开天门、耳穴贴压（耳穴埋豆）等治疗。

（5）遵医嘱应用镇静安神药物，并观察用药后反应及效果。

【中医特色康复护理】

1. 内服中药

中药汤剂每日一剂，分早、中、晚三次，每次 150 ml 温热服用。

（1）肾虚督寒证：可口服独活寄生汤配合温经通脉汤加减等中药汤剂以温经散寒、滋补肝肾、通络止痛对症治疗。

（2）肾虚湿热证：可口服独活寄生汤配合清热利湿通督汤加减等中药汤剂以清热通督、滋补肝肾、通络止痛对症治疗。

2. 外用中药

给予中药封包、中药塌渍、中药粉外敷等以活血化瘀、消肿止痛、软坚散结对症治疗。外敷时间不超过 8 小时，密切观察皮肤有无过敏现象。如发生过敏立即停用。

3. 中医特色康复技术

（1）中药熏洗：腰背部中药熏洗。

（2）艾灸：常选腰背部俞穴。

（3）穴位贴敷：常选腰阳关、十七椎、命门、大肠俞、关元俞等穴位。

（4）拔罐：各种证型均可使用。

（5）刮痧：各种证型均可使用。

4. 物理治疗

遵医嘱给予中频脉冲治疗、TDP 等物理治疗。

【健康教育及康复指导】

强直性脊柱炎的病因不明，认为与遗传、感染、免疫、环境等因素有关。发病年龄多在 10～40 岁，男女发病之比为 5∶1～10∶1，主要累及骶髂关节和脊柱关节，最终发展为纤维性和骨性强直。关节表现主要为隐匿起病的慢性腰痛、晨僵、臀区痛、外周关节炎以及肌腱端炎等。疼痛开始多为单侧或间断性，数月内逐渐变成双侧持续性，伴下腰区僵硬。疼痛以夜间、晨起及一个姿势保持过久突然改变体位时更明显。受累关节以髋、膝、踝关节居多，常为非对称性分布。关节外表现主要为眼炎、心血管受累、神经系统受累等。

1. 指导目标

（1）住院期间：

1）患者掌握疾病的概念。

2）掌握用药、饮食调理及康复训练方法。

3）能演示自我护理技术及功能锻炼方法。

4）能复述出院后注意事项。

（2）出院后：

1）患者能正确掌握用药方法。

2）患者能掌握饮食调理及康复训练方法，促进机体功能恢复。

2. 康复护理指导

早期进行脊柱及髋关节的屈曲与伸展锻炼，每次活动量以不引起第二天关节症状加重为限。缓解期进行各类体操动作锻炼。适合的体操动作有：膝胸运动、猫背运动、转体运动、转颈运动、扩胸运动。

（1）地板练习：

1）指导患者取仰卧位，屈膝，双足着地。尽量抬高臀部，坚持 5 秒，然后慢慢放下。

2）指导患者双手交叉，尽量举起双臂并尽量左转，同时双膝尽量右转。再反向重复此动作。

3）指导患者保持下颌内收，双手伸向双膝，抬头、提肩，然后放松。下颌内收，抬头提肩，双手置于右膝外侧，放松。反向重复此动作。

4）指导患者四肢跪地，两肘伸直，头部置于双臂之间，并尽量向上弓背。然后抬头尽量背部下凹。

5）指导患者向上抬头，向前抬高右手，同时尽可能地向后抬高左腿，坚持5秒，收回动作；改变动作，抬左手和右腿。

（2）椅上练习：

1）指导患者坐在餐厅或卧室的椅子上，双足着地，双腿钩于座椅腿内，双手垂肩，左手握椅子扶手。身体尽量向右侧弯，不向前，右手伸向地板。反向重复上述动作。

2）指导患者双手扣紧前臂、与肩相平，尽量向右转动上半身。反向重复此动作。

3）指导患者握住座椅边。两肩不动，尽量向右转动头部。反向重复此动作。

4）指导患者站到椅前，椅上放一个舒适的坐垫。右足跟置于坐垫上、伸直腿，双手尽量伸向足部。坚持6秒，放松。重复两次，每次较前次尽量前伸、放松。换腿重复。

5）指导患者站到椅子侧面，右手抓住椅背。屈右膝，右小腿置于坐垫上。左脚尽量朝前站。双手置于身后。尽量弯曲左膝，抬头、伸背；转身站到椅子一侧，反复重复此动作。

（3）姿态练习：指导患者背靠墙站立，肩膀和臀部对着墙，足跟尽量靠墙，下颌内收，头部靠墙边，双肩下垂，足跟着地身体尽量向上伸展。前抬右臂向上，让上臂紧贴耳朵、拇指指向墙壁。放下，然后重复另一只胳臂。

（4）飞燕点水练习：平趴，手臂放在身体两侧，腿伸直，抬起左腿，右臂向前伸。保持5～10秒，稍微休息一下做右腿的相同动作。也可头胸及四肢同时上抬，离开床面，只让腹部着床。

3. 其他常规指导

（1）生活起居：

1）避免长时间低头劳作，减少或避免引起持续性疼痛的体力活动。维持直立姿势和正常身高，站立时应尽量保持挺胸、收腹和双眼平视前方的姿势。坐位也应保持胸部挺直。

2）应睡硬板床，睡低枕以减少颈椎前弯，平时注意减少脊椎负重，避免长期弯腰活动。过于肥胖的患者应减轻体重，从而减轻关节的负担。

3）注意颈部及腰背部保暖，防风寒湿邪侵袭。

（2）情志调护：

1）向患者介绍本病的发生、发展及转归，取得患者理解和配合，多与患者沟通，了解其心理社会状况，及时消除不良情绪。

2）向患者介绍成功病例，帮助患者树立战胜疾病的信心。

（3）饮食指导：见第一章第二节饮食指导中肾虚督寒证、肾虚湿热证饮食指导。

4. 出院指导

（1）持之以恒地做扩胸、深呼吸和下蹲运动。

（2）疾病活动期一定要配合药物治疗。

（3）定期门诊复查随访，无医师允许不能随意增减药物剂量，疼痛剧烈时及时到医院就诊。

5. 评价

（1）功能评价：

1）疼痛评定采用 VAS 评分，比较入院后的疼痛是否较入院前有明显改善。

2）关节活动度评定：比较患者住院治疗后脊柱关节和骶髂关节活动度较入院前是否有所改善。

（2）健康教育评价：

1）遵从循序渐进的原则，患者掌握正确的功能锻炼方法。

2）患者能遵从出院指导内容并按时门诊复查。

3）患者能复述康复方法、注意事项。

第四节 骨与关节退行性疾病康复护理指导

一、神经根型颈椎病

神经根型颈椎病是指由于颈椎骨质、椎间关节、椎间盘及其周围软组织退行性改变或增生，刺激或压迫颈脊神经根而引起的一系列临床症状和体征者。

【病名】

中医病名：项痹病（TCD 编码：BNV080）

西医病名：神经根型颈椎病（ICD－10 编码：G54.202）

【常见证候要点】

1. 风寒痹阻证

颈、肩、上肢窜痛麻木，以痛为主，头有沉重感，颈部僵硬，活动不利，恶寒畏风。舌质淡红、苔薄白，脉弦紧。

2. 血瘀气滞证

颈肩部、上肢刺痛，痛处固定，伴有肢体麻木。舌质暗，脉弦。

3. 痰湿阻络证

头晕目眩，头重如裹，四肢麻木，纳呆。舌质暗红、苔厚腻，脉弦滑。

4. 肝肾不足证

眩晕头痛，耳鸣耳聋，失眠多梦，肢体麻木，面红目赤。舌质红、苔少，脉弦。

5. 气血亏虚证

头晕目眩，面色苍白，心悸气短，四肢麻木，倦怠乏力。舌质淡、苔少，脉细弱。

【护理评估】

1. 疼痛评估

采用视觉模拟评分法（VAS）评估疼痛的程度，了解疼痛的诱因和性质、部位、持续时间，与体位的关系。

2. 眩晕评估

评估眩晕的性质、发作或持续时间，以及与体位改变的关系。

3. 肢体感觉评估

评估肢体麻木范围、性质、程度及与体位的关系。

4. 功能评估

评估活动受限的范围和患者生活自理能力。

【常见症状/证候施护】

1. 疼痛护理

（1）体位护理：根据医嘱指导患者采取合理睡姿，配合医师行颈椎牵引，及时评估牵引效果及颈肩部疼痛情况。

（2）镇痛护理：慎起居、避风寒，防风寒阻络致经脉不通，引发疼痛。遵医嘱行中药熏洗、中药涂擦、拔火罐等治疗。根据疼痛规律，对夜间疼痛甚者，适当增加中药涂擦、牵引等治疗次数。遵医嘱正确应用镇痛药，并观察用药后反应及效果。

2. 眩晕护理

（1）避免诱发眩晕加重的姿势或体位。

（2）做好防护，外出有人陪同，动作应缓慢，避免快速转头、低头，防跌倒。

（3）指导患者正确戴颈托。

（4）遵医嘱给予耳穴贴压（耳穴埋豆）、中药涂擦等治疗。

3. 肢体麻木护理

（1）指导患者主动活动麻木肢体，可适当用指尖轻叩、拍打按摩麻木部位，减轻或缓解症状。

（2）注意肢体保暖。

（3）遵医嘱给予中药熏洗、电针、刮痧等治疗，注意避免烫伤或意外损伤。

（4）遵医嘱行颈椎牵引，及时巡视观察患者有无不适，如有麻木加重，告知医师，适当调整牵引角度、重量、时间等。

4. 功能障碍护理

（1）患者生活用品放置应便于取用。

（2）指导协助患者正确的体位移动，按摩活动受限肢体，提高患者舒适度。

（3）指导并协助四肢关节功能锻炼，防止肌萎缩。

（4）遵医嘱进行中药熏洗、中药离子导入、艾灸等治疗，注意防烫伤。

5. 不寐护理

（1）枕头高度适宜，避免颈部悬空。

（2）保持病房安静、整洁，通风良好。

（3）睡前服热牛奶，温水泡脚，按摩双侧太阳穴、印堂穴，听舒缓轻音乐，不宜饮浓茶或咖啡。

（4）遵医嘱行耳穴贴压（耳穴埋豆）等治疗。

（5）遵医嘱应用镇静安神药物，并观察用药后反应及效果。

（6）因夜间疼痛影响睡眠时可给予颈椎小重量持续牵引。

【中医特色康复护理】

1. 内服中药

中药汤剂每日一剂，分早、中、晚三次，每次 150 ml 服用。

（1）风寒痹阻证：内服活络丸、鸡血藤胶囊、独活寄生汤等。

（2）气滞血瘀证：内服七味三七口服液、复方丹参片、玄胡伤痛宁等；痰湿阻络型内服半夏天麻汤等。

（3）肝肾不足证：内服抗骨质增生丸、六味地黄丸等；气血亏虚型内服补中益气汤、大力丸等。

2. 外用中药

可外贴丁桂活络膏，冬季可用温经止痛散；外搽郑氏舒活酊。

3. 中医特色康复技术

根据医嘱适当运用下列中医护理操作。

（1）中药熏洗：施护各类证型。

（2）火罐：颈背部拔罐。

（3）耳穴贴压（耳穴埋豆）：常选神门、脑点、肾上腺、上下耳根等穴位，治疗颈椎病引起的失眠、眩晕症状。

4. 手法治疗的护理

（1）宣教：治疗前向患者讲解手法治疗的目的及注意事项，嘱患者放松，协助患者摆放体位。

（2）手法治疗过程观察：治疗过程中注意观察患者的面色和反应，询问有无眩晕、恶心等不适。必要时停止治疗，并给予吸氧或药物治疗。

（3）健康指导：治疗结束后协助患者卧床休息半小时。患者体位改变时动作要缓慢，给予协助和保护，防跌倒。

5. 戴颈托的方法及注意事项

（1）选择合适型号和材质的颈托。颈托的大小、高低要适宜，松紧以能放入两个手指为宜。高度为限制颈部活动，保持平视为宜。

（2）使用时应注意观察患者的颈部皮肤状况，防止颈部及耳廓、下颌部皮肤受压，必要时可在颈托内衬垫小毛巾、软布等，定时清洁颈托和局部皮肤。

（3）起床时，先将前托放置好（将下颌放在前托的下颌窝内）；一只手固定前托，一只手置于患者颈枕部，扶患者坐起；将后托放置好（长托在下），调节松紧度，固定粘扣。

（4）患者由坐位到平卧位时，先松开粘扣，去掉后托；一只手扶持前托，一只手置于患者颈枕部，协助患者躺下；去掉前托，调节好枕头位置及高度，枕头高度以一握拳的高度为宜。

（5）戴颈托时间，一般以2~3周为宜，整复后第1周内全天戴（睡觉时去除）；第2周间断戴，不活动时可去除颈托，活动时戴；第3周坐车及颈部剧烈活动时戴。

（6）戴颈托时须配合颈部肌肉锻炼，以保持颈部的稳定性。

6. 枕颌带牵引的护理

（1）宣教：牵引治疗前告知患者及其家属牵引的目的和注意事项，取得配合。

（2）牵引方法选择：根据病情选择合适的牵引体位（坐位、卧位）和牵引角度（前屈、水平位、背伸位）、重量、时间。

（3）注意保证牵引效能：根据牵引角度调节枕头高度，保持有效的牵引力，颈部不要悬空。

（4）牵引过程观察：牵引时颈部制动，观察枕颌带位置是否舒适，耳廓有无压迫，必要时下颌或面颊部可衬垫软物；男性患者避免压迫喉结，女性患者避免头发压在牵引带内。牵引过程中加强巡视，观察患者有无疼痛加重、头晕、恶心、心慌等不适，并根据情况及时报告医师处理。

（5）去除牵引方法：去除牵引时要注意两边力量平衡，逐渐减轻重量。疼痛较甚的患者去除牵引时，防止肌肉快速回缩，必要时可减轻重量持续牵引。

（6）健康指导：牵引结束后颈部需制动休息 10～20 分钟。

7．微创（小针刀术）护理

（1）评估：治疗前评估患者有无晕针史、高血压、糖尿病。有晕针史、酒后、饥饿、情绪紧张时不宜进行治疗，有严重高血压、糖尿病要慎用该治疗方法。

（2）宣教：告知治疗的目的及注意事项，嘱患者放松，配合医师摆放合适体位，选择穴位，暴露治疗部位。

（3）治疗过程观察：治疗时密切观察患者面色，询问患者有无不适，如患者出现面色苍白、出冷汗、心慌等不适，及时停止治疗，给予对症处理。

（4）治疗结束后观察：注意观察局部有无出血、血肿等，注意局部保暖，12 小时内避免洗澡。

【健康教育及康复指导】

神经根型颈椎病是由于颈椎长期劳损、骨质增生，或椎间盘脱出、韧带增厚，从而刺激或压迫椎管单侧或双侧的神经根引起的症状，好发于长期伏案工作、姿势不良的人群，常为单侧，偶发双侧。患者表现为颈肩部疼痛、活动受限，颈部僵直，且反复发作，有时伴有头皮痛、耳鸣、头晕，重者手指麻木、活动不利。常因劳累、寒冷、睡眠不佳或伏案过久而诱发，仰头、咳嗽、打喷嚏时加重，疼痛沿神经根支配区放射至上臂、前臂、手和手指。头晕患者要注意安全，预防跌倒。一般首选非手术治疗，少数症状严重、椎间孔明显狭窄、长期非手术治疗无效者，可考虑手术治疗。神经根型颈椎病治疗原则是使颈椎病症状减轻，病情好转。

1. 指导目标

（1）住院期间：

1）减轻患者颈肩部不适，缓解头晕，改善睡眠质量。

2）患者能够简述项痹病的相关知识。

3）患者掌握饮食要求，作息要求，功能锻炼和病症相关防治知识，并且能够正确执行。

4）患者了解疾病相关用药知识及疾病观察知识。

（2）出院后：

1）患者坚持功能锻炼，改善不良生活习惯。

2）患者能促进颈肩部功能的恢复，预防复发。

2. 康复护理指导

颈椎病康复过程中应注意加强颈肩部肌肉锻炼，纠正不良姿势与习惯，预防颈肩部肌肉疲劳，避免寒冷刺激。

（1）急性期：卧床制动，指导患者头部前屈，枕头后部垫高，避免患侧卧位，保持上肢上举或抱头等体位，必要时在肩背部垫软垫，进行治疗或移动体位时动作要轻柔。

（2）缓解期：指导患者可适当下床活动，避免快速转头、摇头等动作；卧位时保持头部中立位，枕头高度以握拳高度为宜。

（3）康复期：指导患者可下床进行肩部、上肢活动，在不加重症状的情况下逐渐增大活动范围。指导患者进行站立、耸肩、推墙、颈臂抗力等训练。

（4）围手术期：

1）手术前：做好术前宣教，告知手术注意事项及相关准备工作，取得患者的配合，术前戒烟。前路手术，术前 3～5 天开始指导患者行气管推移训练，用示指、中指及环指将气管自右向左推或拉，使气管超过正中线，牵拉时间从 5～10 分钟/次，逐渐增加至 30～40 分钟/次，每日 3 次或 4 次，而且不发生呛咳。指导患者进行深呼吸及有效的咳嗽练习，练习床上排大小便。

2）手术后：指导患者注意观察伤口有无渗血及四肢感觉运动情况。根据不同的麻醉方式，指导患者进食，如进食半流质易消化食物。指导患者功能锻炼：肢体感觉恢复后指导患者做握拳、足趾背伸等小关节活动。48 小时做被动的直腿抬高活动；72 小时指导患者主动锻炼，以骨骼肌训练为主，如上肢手抓拿，下肢抬高、伸屈活动等。3 周后，在颈部固定良好的前提下，协助患者下床活动。下床顺序：平卧（带好颈围）→床上坐起→床边立→有人协助离床→自己行走。保持头部中立位，防止突然转动头部发生意外。

3. 其他常规指导

（1）生活起居指导：

1）避免长时间低头劳作。伏案工作时，每隔 1～2 小时活动颈部，如仰头或将头枕靠在椅背上或转动头部。

2）座椅高度要适中，以端坐时双脚刚能触及地面为宜。

3）避免长时间半躺在床头，曲颈斜枕看电视、看书。

4）睡眠时应保持头颈部在一条直线上，避免扭曲。枕头长要超过肩；不宜过高，为握拳高度（平卧后）；枕头的颈部稍高于头部，可以起到良好的放松作用。避免颈部悬空。

5）注意颈部保暖，防风寒湿邪侵袭。

6）及时防治如咽炎、扁桃体炎、淋巴结炎等咽喉部疾病。

7）乘车、体育锻炼时做好自我保护，避免头颈部受伤。开车、乘车注意系好安全带或扶好扶手，防止急刹车颈部受伤等，避免头部猛烈扭转。

（2）情志护理：向患者介绍本病的发生、发展及转归，取得患者理解和配合，多与患者沟通，介绍成功病例，帮助患者树立战胜疾病的信心。

（3）饮食指导：见第一章第二节饮食指导中风寒湿痹证、血瘀气滞证、肝肾不足证饮食指导。

4. 出院指导

（1）日常生活中注意生活起居调护。

（2）注意观察颈肩部疼痛、上肢麻木情况，根据康复情况调整功能锻炼的内容及强度。

（3）定期门诊复查。

5. 评价

（1）功能评价：患者颈肩部疼痛，上肢活动受限、麻木，不痹症状改善。

（2）健康教育评价：

1）患者掌握康复知识要点准确，能正确进行各项功能训练。

2）通过各种宣教形式，患者自觉改善不良生活习惯。

二、膝关节退行性骨关节炎

膝关节骨关节炎包括退行性骨关节病、创伤性骨关节病等病，是一个以关节软骨退行性改变为核心，累及骨质并包括滑膜及关节其他结构的全方位、多层次、不同程度的慢性炎症，可导致膝关节疼痛、变形和功能受限为特点的疾病，严重影响患者的生活质量和运动能力。

【病名】

中医病名：膝痹（TCD 编码：BNV080）

西医病名：膝关节退行性骨关节炎（TCD‑10 编码：M19.962）

【常见证候要点】

1. 肝肾亏虚证

常见于老年人，膝部酸痛、肿胀反复发作，无力，关节变形，或有膝内外翻，伴有耳鸣、腰酸。舌质淡、苔白，脉细或弱。

2. 瘀血痹阻证

膝关节刺痛，痛处固定，局部有僵硬感，或麻木不仁。舌质紫暗、苔白，脉涩。

3. 风湿热痹证

膝痛，红肿，觉热感，得冷则舒，得温痛剧，痛不可近，关节不能活动，小便黄赤。舌质红、苔黄腻，脉滑数。

4. 风寒湿痹证

膝部肿胀，膝部酸重沉着，疼痛缠绵，活动不便，阴雨寒湿天气加重。舌质淡红、苔白腻，脉濡缓。

【护理评估】

1. 患肢疼痛评估

评估疼痛的诱因、性质，患肢肢端血液循环、活动及感觉等情况。用视觉模拟评分法（VAS）进行疼痛评分。

2. 患肢肿胀评估

评估肿胀部位、程度以及伴随的症状，做好记录。

3. 神经功能评估

检查腘窝神经感觉情况。

4. 功能评定

（1）关节活动度：采用量角器对膝关节屈伸角度进行测量。

（2）关节肿胀：采用目测法或容器法评定关节肿胀程度。

（3）肌力：采用MMT徒手肌力评定法，对膝关节屈曲、伸展肌群进行肌力评定。

【常见症状/证候施护】

1. 疼痛护理

（1）体位护理：在骨关节炎的急性发作期，关节红肿热痛时应尽量避免站立、行走、反复下蹲，多卧床休息；下床活动时戴护膝加以保护和支撑，以减少关节负重。

（2）镇痛护理：做好膝关节保暖，注意天气变化，防止关节潮湿受凉。遵医嘱给予中药封包、中药塌渍、中药熏洗、中药离子导入等治疗，观察治疗后的效果，及时向医师反馈。遵医嘱正确应用消炎镇痛药，并观察用药后反应及效果。遵医嘱使用耳穴贴压（耳穴埋豆），减轻疼痛，常选神门、交感、皮质下、肝、肾等穴位。

2. 关节功能障碍护理

（1）评估患者双下肢肌力及步态，对肌力下降及步态不稳者，做好安全防护措施，防止跌倒及其他意外事件发生；评估关节僵硬部位、程度以及伴随的症状，并做好记录。

（2）协助患者按摩拍打麻木肢体，力度适中，提高患者舒适度，并询问感受。

（3）做好肢体保暖，指导患者进行直腿抬高运动及踝泵运动，促进血液循环。

（4）遵医嘱局部给予中药熏洗、中药塌渍、艾灸等治疗，注意防止皮肤烫伤及损伤，观察治疗效果。

（5）遵医嘱给予物理治疗，如中频脉冲治疗、超声波治疗、微波治疗等。

（6）做好健康教育，教会患者起床活动的注意事项，使用辅助工具行走。

（7）保持病房环境安全，物品放置有序，协助患者做好生活护理。

【中医特色康复护理】

1. 内服中药

中药汤剂每日一剂，分早、中、晚三次，每次 150 ml 温热服用。

（1）肝肾亏虚证：指导患者口服八珍汤、独活寄生汤加减等，以补益肝肾、调和气血、通络止痛对症治疗。

（2）瘀血痹阻证：指导患者口服膝伤二号方等中药汤剂加减，以活血通络、宣痹止痛对症治疗。

（3）风湿热痹证：指导患者口服膝伤一号方等中药汤剂加减，以清热利湿、疏散风热、蠲痹止痛对症治疗。

（4）风寒湿痹证：指导患者口服桂枝附子汤加减等中药汤剂，以温经散寒、通络除湿、宣痹止痛对症治疗。

2. 外用中药

软坚散结、二黄新伤软膏等外用。

3. 中医特色康复技术

（1）中药熏洗：中后期使用，可在关节松动治疗之前软化筋节。

（2）中药塌渍：中后期活血化瘀药水或软筋化结药水塌渍治疗。

（3）穴位贴敷：急性期可选内外膝眼、阴陵泉、阳陵泉、鹤顶、太冲等穴位，缓解期和康复期可加足三里、三阴交等穴位。

（4）灸法：缓解期使用，常选内外膝眼、阴陵泉、阳陵泉、鹤顶、太冲等穴位。

4. 物理治疗

遵医嘱给予冷疗、中频脉冲治疗等物理治疗。

【健康教育及康复指导】

膝关节骨关节炎发病与年龄、关节损伤和过度使用、肥胖、遗传、雌激素水平降低、骨内压升高等因素有关。本病多发于中老年人，主要以关节软骨退行性改变或增生为主要表现。疼痛为该病的常见症状。开始多为轻至中度间歇性钝痛，病情加重可呈持续性，甚至出现撕裂样或针刺样疼痛，使活动受限。关节局部常有轻度晨僵，持续时间短，一般不超过 30 分钟，活动后缓解。疼痛和晨僵在潮湿、阴冷和雨天加重。常见体征为关节肿胀、触痛、活动时有响声或者摩擦音、畸形和功能障碍，偶尔有关节半脱位。

1. 指导目标

（1）住院期间：

1）患者能简述疾病的概念。

2）掌握用药、饮食调理及康复训练方法。

3）能演示自我护理技术及功能锻炼方法。

4）能复述出院后注意事项。

（2）出院后：患者能正确掌握用药方法、饮食调理及康复训练方法，促进膝关节功能恢复。

2. 康复护理指导

膝关节退行性骨关节炎在急性发作期后，鼓励患者逐步做膝关节的主动练习，应注意循序渐进，开始先练习平地行走，逐步过渡到上下楼梯，还可以做功能自行车、游泳锻炼等。

（1）坚持患肢股四头肌肌力锻炼：指导患者取仰卧位，将腿伸直抬起，保持足跟距离床面 15 cm，坚持 10 秒，放下休息 3 秒，再抬起，反复训练，可由少到多。也可在脚踝部加上适量重物练习。指导患者起踵训练，扶墙站立，足跟抬起，脚尖站立，反复训练，等等。

（2）关节活动度训练：指导患者主要以不负重状态下的屈伸膝关节为主，可配合下蹲训练。

（3）功能锻炼：指导患者坚持每天功能锻炼，以关节不感到疲劳和持续性疼痛为度。

3. 其他常规指导

（1）生活起居：

1）急性期患者以卧床休息为主，关节红肿热痛时应尽量避免站立、行走、反复下蹲，用软枕抬高患肢，多卧床休息，膝关节制动，做好生活护理。

2）膝关节遇到寒冷，血管收缩，血液循环变差，往往使疼痛加重，故在天气寒冷时应注意保暖，必要时戴上护膝，防止膝关节过度负重、受潮、受凉。

3）禁忌久站久走，不要让关节处于某一体位时间过长，避免加重疼痛的活动，必要时使用拐杖以减少负重，肥胖者需控制体重，女性尽量不穿高跟鞋。

4）进行必要的锻炼，如练气功、游泳、散步等，以维持肌力和保持关节活动，但应注意避免过度活动引起损伤。指导患者使用轮椅、拐杖等用具。

（2）情志调护：了解患者的情绪，使用言语开导法、移情疗法，做好患者安慰工作，改变患者不良的情绪。疼痛时出现情绪烦躁，使用安神静志法，要患者闭目静心全身放松，平静呼吸，以达到周身气血流通舒畅。

（3）饮食指导：见第一章第二节饮食指导中肝肾亏虚证、瘀血阻滞证、风湿热痹证、风寒湿痹证饮食指导。

4. 出院指导

注意生活起居有度，加强患肢功能锻炼，改善不良生活习惯，定期门诊复查随访，膝关节疼痛剧烈时及时到医院就诊。

5. 评价

（1）功能评价：

1）疼痛评定：采用 VAS 评分，比较入院后的疼痛是否较入院前有明显改善。

2）关节活动度评定：比较患者住院治疗后关节活动度是否较入院前有所改善。

（2）健康教育评价：

1）遵从循序渐进的原则，患者掌握正确的功能锻炼方法。

2）患者能遵从出院指导内容并按时门诊复查。

3）患者能复述康复方法、注意事项。

三、腰椎间盘突出症

腰椎间盘突出症是指因腰椎间盘变性、纤维环破裂，髓核突出，刺激或压迫硬脊膜或神经根，出现腰腿痛和神经功能障碍而产生的症候群。腰椎间盘突出症属中医"腰痛""腰腿痛""痹症"范畴。

【病名】

中医病名：腰痛病（TCD 编码：BNS150）

西医病名：腰椎间盘突出症（ICD-10 编码：M51.303）

【常见证候要点】

1. 血瘀气滞证

腰腿痛剧烈，痛有定处，腰部僵硬，俯仰活动艰难。舌质暗紫，或有瘀斑，舌苔薄白或薄黄。

2. 寒湿痹阻证

腰腿部冷痛重着，转侧不利，虽静卧亦不减或反而加重，遇寒痛增，得热则减，伴下肢活动受限。舌质胖淡、苔白腻。

3. 湿热痹阻证

腰筋腿痛，痛处伴有热感，或见肢节红肿，活动受限，口渴不欲饮。苔黄腻。

4. 肝肾亏虚证

腰腿痛缠绵日久，反复发作，乏力，劳则加重，卧则减轻，包括肝肾阴虚证及肝肾阳虚证。阴虚证症见：心烦失眠，口苦咽干，舌质红、少津。阳虚证症见：四肢不温，形寒畏冷，舌质淡胖。

【护理评估】

1. 疼痛评估

采用 JOA 腰痛评分表及视觉模拟评分法（VAS）评定。

2. 感觉评估

通过测定被检查者的浅感觉（触觉、温度觉、痛觉）的异常判断神经损伤和损伤阶段等。

3. 神经功能评估

评估神经受损情况，检查股神经、胫神经运动、腓神经运动、腓神经感觉、胫神经 H 反射及肌力情况。

4. 功能评定

（1）关节活动度：采用量角器对腰部前屈、背伸、左右侧弯及旋转等角度进行测量。

（2）肌力：采用徒手肌力评定法，主要进行徒手下肢肌力测定。有条件者可以通过等速肌力测试了解腰背肌肌力。

（3）功能：采用 Oswestry 功能障碍指数问卷表。

【常见症状/证候施护】

1. 疼痛护理

（1）体位护理：急性期严格卧床休息，卧硬板床，保持脊柱平直，疼痛较甚不能平卧的患者可使用三角枕垫于膝下缓解不适。恢复期，下床活动时戴腰围加以保护和支撑，注意起床姿势，宜先行翻身侧卧，再用手臂支撑用力后缓缓起床。忌腰部用力，避免体位的突然改变。

（2）镇痛护理：遵医嘱应用骨盆牵引、中药贴敷、耳穴贴压（耳穴埋豆，常选神门、交感、皮质下、肝、肾等穴位）助睡眠、缓解因疼痛造成的焦虑，观察治疗后的效果，及时向医师反馈。

（3）治疗后护理：观察疼痛是否有反复的情况，做好腰部、腿部保暖，防止受凉。

2. 肢体麻木护理

（1）评估麻木部位、程度以及伴随的症状，并做好记录。

（2）协助患者按摩，拍打麻木肢体，力度适中，增进患者舒适度，并询问感受。

（3）麻木肢体做好保暖，指导患者进行双下肢关节屈伸运动，促进血液循环。

（4）遵医嘱局部给予中药熏洗、中药涂擦、艾灸等治疗，注意防止皮肤烫伤及损伤，观察治疗效果。

（5）遵医嘱给予穴位注射。常用穴位：足三里、环跳、委中、承山等。

3. 功能障碍护理

（1）评估患者双下肢肌力及步态，对肌力下降及步态不稳者，做好安全防护措施，防止跌倒及其他意外事件发生。

（2）做好健康教育，教会患者起床活动的注意事项，使用辅助工具行走。

（3）卧床或活动困难患者，指导其进行四肢关节主动运动及腰背肌运动，提高肌肉强度和耐力。

（4）保持病房环境安全，物品放置有序，协助患者生活料理。

（5）遵医嘱给予物理治疗如中频脉冲治疗、微波治疗等，或采用中药涂擦、中药熏洗等中医治疗。

【中医特色康复护理】

1. 内服中药

中药汤剂每日一剂，分早、中、晚三次，每次 150 ml 服用。

（1）血瘀气滞证：口服七味三七口服液、创伤灵、玄胡伤痛片。

（2）寒湿痹阻证：口服五灵二乌丸、祛风活络丸、术桂胶囊或桂枝汤加减等。

（3）湿热痹阻证：口服三妙散、二陈汤、三仁汤加减、龙胆泻肝汤等。

（4）肝肾亏虚证：口服壮骨腰痛丸、牛杞地黄丸、消增强骨片、血藤当归胶囊、补气益肾胶囊、制香片、玄胡伤痛片等以补肝益肾。

2. 外用中药

疼痛期外用郑氏舒活酊及丁桂活络膏，行气活血、通络止痛；恢复期局部可用软筋化坚熏洗药及活血化瘀熏洗药煎水熏洗。

3. 中医特色康复技术

根据医嘱适当运用下列中医护理操作。

（1）中药涂擦。

（2）中药熏洗。

（3）艾灸：常选阿是、肾俞、大肠俞、环跳、承山等穴位。

（4）拔火罐：常选肾俞、大肠俞、环跳等穴位。

（5）穴位注射：常选足三里、环跳、委中、承山等穴位。

（6）穴位贴敷：常选足三里、丰隆、双侧天枢等穴位。

（7）耳穴贴压（耳穴埋豆）：常选神门、交感、穴心、皮质下、肝等穴位，可助睡眠、缓解因疼痛造成的焦虑。

4. 物理治疗

遵医嘱给予 TDP、微波治疗、中频脉冲治疗等物理治疗。

5. 腰椎整复的护理

（1）宣教：整复前告知患者及其家属整复的方法及配合注意事项。

（2）整复后观察：注意观察患者腰部疼痛、活动度，双下肢感觉、运动，以及大小便等情况。

（3）整复后体位：患者卧床休息，定时双人直线翻身，增加患者舒适度，仰卧时腰部加腰垫，维持生理曲度。

（4）整复后注意事项：复位后根据病情在医护人员指导下戴腰围下床。下床时先俯卧位，在床上旋转身体，脚着地后缓慢起身；上床则反之。下床后扶持患者，观察有无头晕等不适，如厕时避免久蹲，防止引起直立性低血压发生跌倒。

（5）功能锻炼：复位 3 天后逐渐进行腰背肌功能锻炼。

6. 腰椎牵引的护理

（1）宣教：牵引治疗前做好解释工作，告知患者注意事项以取得配合。

（2）牵引体位：牵引时嘱患者全身肌肉放松，以减少躯干部肌肉收缩抵抗力。疼痛较甚不能平卧的患者，可使用三角枕垫于膝下缓解不适。腰椎牵引后患者宜平卧 20 分钟再翻身活动。

（3）注意保持牵引效能合适的体位及牵引重量、牵引角度，牵引时上下衣分开，固定带松紧适宜，使患者舒适持久。

（4）牵引过程观察：随时询问患者感受，观察患者是否有胸闷、心慌等不适，及时调整。出现疼痛加重等不适立即停止治疗，通知医师处理。注意防寒保暖，用大毛巾或薄被覆盖患者身体。

【健康教育及康复指导】

腰椎间盘突出症是一种慢性进行性疾病，是由于腰椎间盘的纤维环破裂和髓核组织突出，刺激或压迫腰骶神经根、血管等周围软组织而引起的一系列以腰腿痛为主要症状的疾病。有马尾神经损害者，引起马鞍区感觉障碍和大小便功能异常，严重者可致截瘫。发病原因主要与椎间盘退行性改变、损伤、遗传等有关。腰椎间盘突出症好发于青壮年，20～40 岁占 80％，男性多于女性。发生部位以腰 4～5 和腰 5 骶 1 发病率最高，占 90％～95％。

1. 指导目标

（1）住院期间：

1）患者及其家属能了解腰椎间盘突出症的相关知识、治疗方法、用药知识及疾病观察知识。

2）患者及其家属能简述或掌握饮食要求、作息要求、术后日常生活、运动中的注意事项。

3）患者及其家属能演示腰背肌锻炼动作要领，知晓注意事项及长期坚持的重要性。

（2）出院后：患者及其家属能复述注意事项及相关防治知识等，并且能够正确执行。

2. 康复护理指导

腰椎间盘突出症患者应积极配合运动治疗，急性发作期神经根水肿和无菌性炎症明显，应以卧床休息为主，卧床时间不应超过 1 周；活动时可借助腰围固定；手法治疗以肌松类手法为主，锻炼常用腰背肌和腹肌等长收缩练习；恢复期主要改善血液循环，手法治疗以松动手法为主，可应用等张运动，如采用 Williams 体操和脊柱伸展体操等，增强腰背肌和腹肌肌力，增强脊柱稳定性。

（1）功能锻炼：在疼痛症状初步消退后宜开始卧位腰背肌和腹肌肌力训练。

1）膝胸卧式：指导患者双膝平跪，两手撑床，先做挺腹塌腰，再做收腹拱背，后拉臀部向脚的活动，尽量使膝胸相贴，腰背筋肉充分得到牵张。要求持续数秒或更长时间，反复数次。

2）仰卧抱膝坐：指导患者取俯卧位，双膝、髋屈曲贴腹，尽量使臀部抬起离开床面。要求持续数秒或更长时间，以使腰背肌筋肉牵张松解，反复数次。

3）飞燕点水：指导患者取俯卧位，双上肢伸直靠体侧，做双上肢用力后伸、头背尽力抬起的动作，或上身和双下肢同时用力抬起，使脊柱处于后伸位，形如飞燕状。为了增强骶棘肌力，可在腹部垫枕或在抗阻力下进行以上动作的练习，要求身体抬起时吸气并保持数秒钟，然后呼气放下还原，反复多次。

4）拱桥练习：指导患者取仰卧位，双侧屈肘、屈髋、屈膝，以头、双肘、双脚五点支撑，做用力挺腹伸腰的动作，使身体呈拱桥状，反复多次。经一段时期练习，力量增强后可做双手放于胸前，以头、双脚三点支撑的拱桥式锻炼。

5）左右侧屈：指导患者取站立位，双脚分开与肩宽，双手叉腰或上举抱住枕部，做腰左右侧弯活动。要求侧屈到最大幅度时持续数秒。

6）屈膝仰卧起坐：患者取仰卧位，双腿屈髋、屈膝，双脚平踩于床面，臀部不离开床面，上身抬起，使肩胛骨离开床面即可，上身抬起不可过高，以免增加腰椎负荷。于最用力位置保持一定时间（力竭）或完成上身抬起动作为 1 次。

7）交替直腿抬腿运动：指导患者取仰卧位，四肢伸直，单腿伸直上抬，尽量抬高。患者感腰背部或患肢稍感不适后还原成预备姿势。左右腿交替，反复多次。

（2）全身练习：PM 舞疗、八段锦、普拉提。

3. 其他常规指导

（1）生活起居指导：

1）做好腰部保护，防止腰部受到外伤，尽量不弯腰提重物，减轻腰部负荷。告知患者捡拾地上的物品时宜双腿下蹲腰部挺直，动作要缓。

2）指导患者在日常生活与工作中，注意对腰部的保健，提倡坐硬板凳，宜卧硬板薄软垫床。

3）指导患者正确咳嗽、打喷嚏的方法，注意保护腰部，避免诱发和加重疼痛。

4）卧位时枕头不宜过高，可用软枕垫于腰后，使其保持生理弧度。用小枕放于膝下，下肢微屈更利于腰背肌的放松。

5）腰围使用健康指导：详见第二节常用护理器具使用告知程序及注意事项中"腰围"相关内容。

（2）情志调护：了解患者的情绪，使用言语开导法做好安慰工作，保持情绪平和。用移情疗法，转移或改变患者的情绪和意志，舒畅气机、怡养心神，有益患者的身心健康。

（3）饮食指导：见第一章第二节饮食指导中血瘀气滞证、风寒湿痹证、湿热痹阻证、肝肾亏虚证饮食指导。

4. 出院指导

（1）嘱患者注意生活起居。

（2）定期门诊复查。

（3）从事腰部剧烈运动、工作的人，要注意经常到医院检查腰椎结构有无缺陷及损伤，及早保护和治疗。

5. 评价

（1）功能评价：

1）关节活动度：采用量角器对腰部前屈、背伸、左右侧弯及旋转等角度进行测量，较康复前后腰部主动活动度有所改善。

2）肌力：采用徒手肌力评定法，主要进行徒手下肢肌力测定。有条件者可以通过等速肌力测试了解腰背肌肌力。较康复前腰部肌力有所改善。

3）功能：采用Oswestry功能障碍指数问卷表，进行治疗前后对比，得分有所提高。

（2）健康教育评价：

1）患者及其家属能讲述腰椎间盘突出症治疗、康复方法，能说出术后日常生活、运动中的注意事项。

2）患者能演示腰背肌锻炼动作要领，知晓注意事项及长期坚持的重要性。

四、骨质疏松症

骨质疏松是以骨量降低，骨组织细微结构破坏，伴有骨脆性增加，容易骨折为特征，是机体自然衰退、老化的一种表现，是全身骨骼疾病。

【病名】

中医病名：骨痿（TCD 编码：BNV030）

西医病名：骨质疏松症（ICD－10 编码：伴病理性骨折 M80.901，不伴病理性骨折 M81.991）

【常见证候要点】

1. 肾虚证

腰酸腿软，足膝无力，劳累加重。肾阳虚者面色㿠白，手足不温，少气懒言，腰腿发凉，舌质淡，脉沉细；肾阴虚者心烦失眠，咽干口渴，面色潮红，倦怠乏力。舌质红、苔少，脉弦细数。

2. 气滞血瘀证

偶有腰部扭闪疼痛如刺，俯仰屈伸转侧困难。舌质紫暗，脉弦。

3. 风寒湿痹证

腰背板滞，伴恶寒怕冷。转侧不利，受风寒及阴雨天加重，肢体发凉。舌质淡、苔白，脉弦紧。

【护理评估】

1. 全身综合情况评估

评估患者现病史、既往史。

2. 疼痛评估

采用视觉模拟评分法（VAS）评估疼痛的程度，了解疼痛的诱因和性质。

3. 骨矿密度（BMD）评估

降低 1~2.5 个标准差为骨量低下（骨量减少），降低程度等于或大于 2.5 个标准差为骨质疏松，骨密度降低程度符合骨质疏松诊断标准同时伴有一处或多处骨折时为严重骨质疏松。现在也通常用 T-Score（T 值）表示，即 T 值大于或等于 -1.0 为正常，T 值 $-2.5\sim$ -1.0 为骨量减少，T 值小于或等于 -2.5 为骨质疏松。

4. 肌力评定

常使用徒手肌力测定法（MMT）。

5. 目测步态分析

对患者体格检查的基础上，让患者采用自然步态，从侧、前、后三个方向分别观察患者行走时各关节、肌肉、骨盆的运动情况及全身姿势的协调状况，包括步行节律、稳定性、流畅性、重心偏移、手臂摆动、诸关节姿态与角度、患者神态与表情、辅助装置（矫形器、助行器）的作用等。

6. 日常生活活动能力评估

常使用 Barthel 指数进行评估。

【常见症状/证候施护】

1. 疼痛护理

（1）体位护理：急性期，严格卧床休息，卧硬板床，保持脊柱平直。恢复期，下床活动时戴腰围加以保护和支撑，注意起床姿势，宜先行翻身侧卧，再用手臂支撑用力后缓缓起床。忌腰部用力，避免体位的突然改变。

（2）做好腰部、腿部保暖，使用保暖袋，休息时注意腰部、腿部盖好被服，防止受凉。

（3）遵医嘱腰部给予中药贴敷、穴位按摩等治疗，观察治疗后的效果，及时向医师反馈。

（4）涂搽舒活酊，施以揉法以解痉行气止痛，然后用毛巾上提腰部过伸顶棘复位，可在侧位做手法推棘复位。

2. 体态改变护理

（1）病情严重的患者，特别是腰椎塌陷的患者，为防止骨折，为延缓、防止、纠正变形，应给腰围或支架做短期的支持固定。但尽可能不要长期使用，以免影响活动，加重骨质的丢失。强大的肌肉，对骨关节有支持和保护作用，帮助和指导患者做背肌过伸运动、仰卧起坐运动、旋腰运动、散步、老年操等，但要严格限制患者负重。

（2）注意保暖，避免风寒侵袭；走平地，勿持重物。患者睡硬板床。鼓励患者多进行户外活动，多晒太阳，但应注意避免患者受伤的可能性。

【中医特色康复护理】

1. 内服中药

中药汤剂每日一剂，分早、中、晚三次，每次 150 ml 温服。

（1）肾虚证：肾阴虚证左归丸、虎潜丸加减。肾阳虚证右归丸加减。

（2）气滞血瘀证：桃红四物汤加减。

（3）风寒湿痹证：独活寄生汤加减。

2. 外用中药

郑氏舒活酊疼痛部位涂搽。

3. 中医特色康复技术

根据医嘱，适当选用下列中医护理技术操作。

（1）穴位贴敷：常用太白、太溪、大杼、大椎、命门、悬钟、膈俞，肾俞、脾俞、足三里等穴位。

（2）穴位按摩：常用穴位同上。

（3）针灸：常用穴位同上。

（4）灸法：常用穴位同上。

4. 物理治疗

遵医嘱给予 TDP、中频脉冲治疗等物理治疗。

【健康教育及康复指导】

骨质疏松症老年人易患，且女性多于男性，常见于绝经后的妇女。根据病因分为原发性和继发性两大类。原发性骨质疏松系指不伴引起本病的其他疾病，继发性骨质疏松则是由于各种全身性或内分泌代谢性疾病引起的骨组织量减少。无并发症的骨质疏松症本身并无疼痛等症状，也无畸形等体征。骨质疏松的患者常常在不知不觉中发生椎体压缩性骨折，也可因打喷嚏、咳嗽、轻微外伤等诱发椎体骨折。多个椎体压缩者，出现驼背（罗锅），身高变矮。非椎体骨折时，疼痛和畸形表现更加严重。

1. 指导目标

（1）住院期间：

1）通过康复指导及治疗，使患者掌握正确锻炼的方法，预防肌萎缩，防止和减少由于肌力不足而导致的跌倒。

2）促进已发生的骨折愈合，预防二次骨折的发生。

3）减轻患者疼痛症状，改善呼吸功能，增强全身体力，提高生活质量。

（2）出院后：

1）改变患者不良生活习惯，掌握疾病相关知识。

2）加强日常生活指导，避免疾病进一步加重。

2. 康复护理指导

世界卫生组织明确提出预防和治疗骨质疏松的三大原则：补钙、运动疗法和饮食调节。应在对患者进行充分评估的基础上进行运动指导，根据患者自身情况采取适当的运动方式，慢慢开始，逐渐增加活动时间和强度。例如，骨折患者应在复位、固定的前提下进行运动治疗，运动强度由小到大，鼓励患者坚持运动，保持骨密度不下降。

（1）体位训练：指导患者坐或立位伸直腰背，收缩腰肌和臀部肌肉，增加腹压，吸气时扩胸伸背，接着收下颌和向前压肩，坐直背靠椅；卧位时应平仰、低枕，尽量使背部伸直、坚持睡硬板床。

（2）被动关节活动维持训练：对于骨折或活动度低的卧床患者给予被动关节活动，从上至下，由大关节到小关节，每种运动 3~5 次。手法轻柔，力度适中，避免引起疼痛，速度缓慢有节奏。

（3）肌力训练：

1）背伸肌肌力练习：以增强背伸肌对脊椎的保护并分散脊椎所承受的过多应力，而且可以牵伸挛缩，缓解部分症状。可采取等张、等长的练习方法。指导患者在仰卧位时，采用 5 点式抬臀练习：仰卧在床上，去枕屈膝，双肘部及背部顶住床，腹部及臀部向上抬起，依靠头部、双肘部和双脚这五点支撑起整个身体的重量。练习应循序渐进，从每次维持 7~8 秒，延长至最大可耐受时间，每日可练习十余次至百余次，分3~5组完成。

2）对屈肌群进行牵张练习：指导患者扩胸，牵张上肢、腹肌和下肢肌群。宜注意循序渐进，一次不应牵张次数过多，时间不宜过长，以免发生损伤。可在水中利用水的浮力消除部分重力影响。

3）四肢肌力练习：方法有等长肌力练习和等张抗阻练习，指导患者直接举起哑铃等重物，牵拉弹簧等弹性物。

（4）呼吸锻炼：指导脊椎后弯、胸廓畸形的患者进行正确深呼吸练习、扩胸运动、收腹运动，有助于增大肺活量和换气量，有助于减轻患者胸闷、气短、呼吸困难等症状。

（5）根据患者自身情况为其选择太极拳、散步、慢跑、跳绳等有氧运动。

（6）骨折患者的康复指导：重度骨质疏松的患者均伴有一处或多处骨折，相比于一般外伤性骨折患者愈合较慢。指导患者进行有效的功能锻炼，不仅能防止骨质疏松的进一步加重，而且能促进骨折康复。

1）指导患者双侧踝关节背伸、跖屈、旋转交替运动，患侧踝关节可在牵引下保持髋部、膝部功能位行踝部背伸、跖屈运动，每次15~20分钟，每日十余次。

2）指导患者双侧股四头肌舒展、收缩运动，每日数十次。

3）指导患者健侧下肢直腿抬高运动，抬离床面大于50°，每日5~10次。

4）指导患者健侧膝关节屈伸运动0~90°。

5）股骨颈骨折及粗隆间骨折术后12小时即指导患者做踝部、膝部的被动活动，股四头肌的等长收缩。术后第一天患肢足跖屈背伸锻炼。术后2~3日直腿抬高、屈膝关节锻炼，但髋部屈曲不宜超过45°，且避免内收和外旋。

6）腰椎压缩性骨折的患者应平卧于硬板床，受伤椎体部位加垫软枕，指导患者骨折椎体局部保持过伸，以整复和矫正压缩性骨折畸形。每日坚持，不少于6周。3~4周后督促患者行腰背部肌力锻炼。3个月后戴腰围下地行走。

3．其他常规指导

（1）生活起居指导：对于疼痛剧烈的患者应指导其卧床休息，仰卧位可在双下肢加垫软枕，使双髋及双膝微曲，放松全身肌肉。侧卧时应使腰椎在同一水平上，腰后加垫软枕，下肢保持稍屈髋、屈膝。起、卧床时动作宜缓，以床档等作为支撑，防止跌倒。同时，注意保暖及防止寒冷刺激，多用温热水洗浴，注意添加衣物，多走平地，勿持重物。可选择上午 6～10 时太阳较为温和的时间在户外晒太阳，促进维生素 D 的合成。居室内开窗通风，保持室内环境整洁有序，纠正患者步态，降低患者再次受伤的风险。

（2）情志调护指导：骨质疏松患者多为中老年人，与外界沟通交流能力相对减弱，且时常有情绪低落的情志变化。应多与患者交流，善于观察，发现了解其情志状况及情绪变化，鼓励其表达自身感受，做好情志疏通，使患者保持乐观的情绪，积极配合治疗，主动参与锻炼。

（3）饮食指导：见第一章第二节饮食指导中肾虚证、气滞血瘀证、风寒湿痹证饮食指导。

4．出院指导

（1）指导患者改善不良生活习惯，注意饮食调整。

（2）定期门诊复查随访。

5．评价

（1）功能评价：

1）疼痛评估：患者疼痛较康复前有改善。

2）MMT 肌力评估：患者骨折临床愈合，肌力较康复前有恢复。

（2）健康教育评价：.

1）患者能遵医嘱用药，并掌握一定用药相关知识，定期复查 BMD，检查骨质疏松程度有无加重，查看患者驼背等情况有无加重。

2）患者在日常生活中能运用健康教育中的正确坐卧方式，坚持正确的锻炼方法，养成良好的饮食习惯。

第五节　老年人髋部骨折康复护理指导

一、股骨颈骨折

股骨颈骨折是指股骨头下至股骨颈基底部之间的骨折，好发于老年人。

【病名】

中医病名：骨折病（TCD 编码：BGG000）

西医病名：股骨颈骨折（ICD－10 编码：S72.002）

【常见证候要点】

1. 骨断筋伤、血瘀气滞证

患者年龄偏低，或虽高龄，但平素体健。较大外力致伤髋部，髋部有明显肿胀。舌质红、苔黄腻，脉洪大或弦。

2. 肝肾亏虚、骨断筋伤、血瘀气滞证

患者高龄，致伤外力轻，髋部无明显肿胀、青紫，伤前有腰酸腿软、发脱齿摇、耳鸣、小便清长或淋漓不尽史。形瘦神疲，面色苍白。舌质淡，脉沉迟。

【护理评估】

1. 疼痛评估

采用视觉模拟评分法（VAS）评估疼痛的程度，了解疼痛的诱因和性质。

2. 患肢肿胀评估

评估肿胀部位、肿胀程度及肿胀区域皮肤颜色。

3. 患肢功能评估

评估患肢有无短缩、短缩程度、有无畸形。

4. 受压皮肤评估

髋部制动的卧床患者，利用 Braden 量表对受压皮肤进行压疮风险评估。

5. 功能评定

（1）关节活动度：采用量角器对髋关节外展、内收、屈曲角度进行测量。

（2）肌力：采用 MMT 徒手肌力评定法。

（3）髋关节功能评分：采用髋关节 Harris 评分。

【常见症状/证候施护】

1. 疼痛护理

（1）体位护理：妥善保护骨折部位，避免不必要的搬动，以免加重损伤。早期正确复位，局部固定做到合理有效。加强体位护理，在不影响固定骨折部位的基础上，尽量采取舒适的体位。尽早施行手法复位及牵引术，缓解疼痛。

（2）镇痛护理：辅以必要的镇痛药物、针刺等对症治疗。口服创伤消肿片、玄胡伤痛片，活血化瘀，疏通经络。伤后 72 小时应用热疗法减轻局部疼痛，如采用热水袋、热水浴等方法。发现疼痛异常，及时报告医师。

2. 肿胀护理

（1）尽早行手法复位及患肢牵引，减轻肿胀。

（2）适当抬高患肢，早期进行股四头肌肌力训练及踝泵运动，促进损伤局部血液循环，以利静脉血液及淋巴液回流，防止、减轻或及早消除肢体肿胀。

（3）骨折早期（伤后 1～2 周），患肢肿胀、疼痛；骨折端不稳定，容易再移位。此期功能锻炼的主要形式是患肢肌肉收缩运动，以促进患肢血液循环，以利消肿。

（4）肿胀部位可采用中药贴敷、硬膏药热贴敷等中药外治法，活血化瘀，消肿止痛。

【中医特色康复护理】

1. 内服中药

中药汤剂每日一剂，分早、中、晚三次，每次 150 ml 服用。（两种中医辨证分型均适用）

（1）早期（15 天以内）：内服股骨颈 1 号方，每日 1 剂，连服

15 天。

（2）中期（16~80 天）：内服双龙接骨丸，每日 3 次，每次 6 g，接骨续筋，舒筋活络。

（3）后期（81 天以后）：肾阴虚者服六味地黄丸，每日 3 次，每次 6 g；肾阳虚者服金匮肾气丸，每日 3 次，每次 6 g，补肝肾、强筋骨、续骨损。手术后对有发生下肢深静脉血栓高危倾向的患者，术后次日服预防深静脉血栓一号方，每日一剂，连续 15 日。

2. 外用中药

（1）早期（1~15 天）：外敷二黄新伤止痛软膏。

（2）中、后期（15 天以后）：外敷活血膏。过敏性体质者慎用。

3. 中医特色康复技术

根据医嘱，运用下列中医护理操作。

（1）中药贴敷：早、中、后期均可使用。

（2）直流电中药离子导入：早、中、后期均可使用。

（3）灸法：常选居髎、隐脉、髀关、环跳等穴位。

4. 物理治疗

遵医嘱给予冷疗、TDP、中频脉冲治疗、空气波压力治疗等物理治疗。

【健康教育及康复指导】

股骨颈骨折是常见的老年髋部骨折，好发于老年女性。由于老年患者骨质疏松，加之髋部肌群力量下降，常常因轻微外力甚至在没有外力的情况下发生股骨颈骨折。常见的并发症为股骨颈骨折不愈合和股骨头缺血坏死。

1. 指导目标

（1）住院期间：

1）患者或其家属能掌握术前、术后的注意事项，能演示术后康复锻炼方法及禁忌体位。

2）掌握功能锻炼和病症相关防治知识，并且能够正确执行。

3）骨折端位置稳定，疼痛、肿胀明显消退。

4）正确使用助行器，在助行器的帮助下行走。

（2）出院后：

1）患者家属能复述出院后注意事项。

2）患者逐步恢复下肢肌力，最大限度恢复髋关节功能。

2. 康复护理指导

老年患者的功能锻炼方法较普通成年患者在运动量方面有所不同，在功能锻炼过程中要根据老年患者的全身情况和基础疾病来制订运动量，不能一概而论。通常情况，以患者自述累感、呼吸与脉搏加快及出汗为标准来制订运动量。

（1）围手术期指导：

1）术前指导：做好术前宣教与心理护理，告知手术注意事项及相关准备工作，取得患者的配合。术前 2 天指导患者练习床上大小便及抬臀训练。对于吸烟者劝其戒烟，预防感冒；指导患者练习深呼吸、咳嗽和排痰的方法。常规进行术区皮肤准备、药物过敏试验及交叉配血等。

2）术后指导：指导全身麻醉患者清醒后可以立即进食，防止虚脱，保护胃肠功能。术后指导患者通过两腿之间放三角垫保持患肢外展中立位，以避免髋关节极度屈曲、内收、内旋。指导患者术后3个月内忌屈曲、内收及内旋以防髋关节脱位。禁忌体位：双腿交叉，屈身向前及向前弯曲拾物件，坐矮椅。

3）功能锻炼：

术后第一阶段（术后 1~7 天）：此阶段重点在床上活动、肌力训练、关节活动范围练习、转移训练和步态训练，增强下肢运动控制能力。髋、膝主动或被动屈曲练习（屈髋不能大于 90°），足跟在床上纵向滑行。术后全身情况允许，指导患者尽早下床，在助行器的帮助下下地行走。值得注意的是，所有的训练都要在疼痛得到很好控制的情况下进行。

术后第二阶段（术后第 2~6 周）：主要着重于指导患者的平衡性和协调性训练，使者在助行器帮助下行走过渡到无支撑下获得自身平衡性，恢复日常生活能力。

（2）全身练习：卧床期间主要指导患者进行心肺功能及下肢肌力

训练。下肢肌力训练主要通过股四头肌收缩训练（每日 3 组，每组 20 次），踝泵运动（每日 3 组，每组 20 次），防止肌萎缩，同时可促进血液循环，预防深静脉血栓形成。日常生活锻炼包括独立上下床、转身练习，独立如厕练习，独立穿脱裤、袜练习。

3. 其他常规指导

（1）生活起居指导：

1）老年患者睡眠时间偏少，环境改变和外伤更容易导致失眠，指导患者定时睡眠，短时间午休有助于保持体力。术前晚合理应用镇静剂以减轻紧张程度，保证睡眠、体力。术前禁饮 6 小时，禁食 8 小时。全身麻醉清醒后即可进食。

2）老年患者在术后半年内，下肢肌力及身体平衡功能都处于一个逐步恢复的过程，加上感官功能的退化，常常容易发生跌倒。因此，预防跌倒至关重要。建立一个安全无障碍的病房环境，方便、触手可及的病房设施是预防跌倒的有效保障。同时，对患者及其家属进行出院后预防跌倒的指导，如居家无障碍设施的完善，患者合适的衣着，等等。

（2）情志调护：向患者介绍本病的发生、发展及转归，取得患者理解和配合，多与患者沟通，及时消除不良情绪。本病有极少部分患者年龄较轻，应多讲解良好的预后以减轻他们对重返工作岗位的担心。介绍成功病例，帮助患者树立战胜疾病的信心。

（3）饮食指导：见第一章第二节饮食指导中骨断筋伤证、血瘀气滞证、肝肾亏虚证饮食指导。

4. 出院指导

（1）继续加强患者患肢功能锻炼，逐步恢复日常生活能力。

（2）遵出院医嘱定期门诊复查，不适随诊。

（3）确保环境安全，避免跌倒发生。

5. 评价

（1）功能评价：髋关节功能 Harris 评分较康复前有改善。

Harris 评分是一个评价髋关节功能的方法，常常用来评价关节置换后的效果。满分为 100 分，90 分以上为优良，80～89 为较好，

70~79 分为尚可，小于 70 分为差。

（2）健康教育评价：

1）患者或其家属能简述主要的预防人工关节脱位的体位，并能正确演示。

2）患者或其家属能复述该疾病的用药知识。

3）患者能简述主要的预防跌倒的具体方法。

4）患者或其家属能遵从出院指导内容并按时门诊复查。

二、股骨粗隆间骨折

股骨粗隆间骨折是指股骨颈基底至小粗隆水平之间的骨折，属于关节囊外骨折。伤后常出现下肢短缩及外旋畸形明显。

【病名】

中医病名：骨折病（TCD 编码：BGG000）

西医病名：股骨粗隆间骨折（ICD - 10 编码：S72.101）

【常见证候要点】

1. 骨断筋伤、血瘀气滞证

患者年龄偏低，或高龄，但平素体健。强大外力作用于髋部，髋部有明显肿胀。舌质红、苔黄腻，脉洪大或弦。

2. 肝肾亏虚、骨断筋伤、血瘀气滞证

患者高龄，致伤外力轻，髋部无明显肿胀、青紫，伤前有腰酸腿软、发脱齿摇、耳鸣、小便清长或淋漓不尽史。形瘦神疲，面色苍白。舌质淡，脉沉迟。

【护理评估】

1. 患肢疼痛评估

采用视觉模拟评分法（VAS）评估疼痛的程度，了解疼痛的诱因和性质。

2. 患肢肿胀程度评估

采用卷尺测量肢体的周径，还需评估肿胀部位、肿胀区域皮肤颜色。

3. 患肢功能评估

评估患肢有无短缩、短缩程度、有无畸形。

4. 受压皮肤评估

髋部制动的卧床患者，利用 Braden 量表对受压皮肤进行压疮风险评估。

【常见症状/证候施护】

1. 疼痛护理

（1）体位护理：妥善保护骨折部位，避免不必要的搬动，以免加重损伤。早期正确手法复位，局部固定做到合理有效。加强体位护理，在不影响固定骨折部位的基础上，尽量采取舒适的体位。

（2）镇痛护理：辅以必要的镇痛药物、针刺等对症治疗。口服创伤消肿片、玄胡伤痛片，活血化瘀，疏通经络。物理止痛应用冷疗法（伤后 48 小时内）、热疗法（受伤 48 小时后），可以减轻局部疼痛。

2. 肿胀护理

（1）认真评估患肢状况，尽早手法复位及牵引。

（2）适当抬高患肢，早期进行股四头肌肌力训练及踝泵运动，促进损伤局部血液循环，以利静脉血液及淋巴液回流，防止、减轻或及早消除肢体肿胀。

（3）损伤早期局部可冷敷。骨折早期（伤后 1～2 周），患肢肿胀、疼痛，骨折端不稳定，容易再移位。术前行手法复位，持续患肢牵引，以利消肿和肌肉的牵张，为术中复位创造条件。

（4）肿胀部位可采用中药贴敷、硬膏药热贴敷等中药外治法，活血化瘀，消肿止痛。

【中医特色康复护理】

1. 内服中药

中药汤剂每日一剂，分早、中、晚三次，每次 150 ml 服用。（两种中医辨证分型均适用）

（1）早期（15 天以内）：内服股骨颈 1 号方，每日 1 剂，连服 15 天。

（2）中期（16～80 天）：内服双龙接骨丸，每日 3 次、每次 6 g，接骨续筋，舒筋活络。

（3）后期（81 天以后）：肾阴虚者服六味地黄丸，每日 3 次，每次 6 g；肾阳虚者服金匮肾气丸，每日 3 次，每次 6 g，以补肝肾、强筋骨、续骨损。手术后对有发生下肢深静脉血栓高危倾向的患者，术后次日服预防深静脉血栓一号方，每日一剂，连续 15 日。

2．外用中药

（1）早期（1～15 天）：外敷二黄新伤止痛软膏。

（2）中、后期（15 天以后）：外敷活血膏。过敏性体质者慎用。

3．中医特色康复技术

根据医嘱，运用下列中医护理操作。

（1）中药贴敷：早、中、后期均可使用。

（2）直流电中药离子导入：早、中、后期均可使用。

（3）灸法：常选居髎、隐脉、髀关、环跳等穴位。

4．物理治疗

遵医嘱给予冷疗、TDP、中频脉冲治疗、空气波压力治疗等物理治疗。

【健康教育及康复指导】

股骨粗隆间骨折，多见于老年人，男性多于女性，约为 1.5：1。由于股骨粗隆部位的血液供应丰富，很少发生骨折不愈合。

1．指导目标

（1）住院期间：

1）患者或其家属能掌握术前、术后的注意事项，能演示术后康复锻炼方法及禁忌体位。

2）掌握功能锻炼和病症相关防治知识，并且能够正确执行。

3）骨折端位置稳定，疼痛、肿胀明显消退。

4）正确使用助行器，在助行器的帮助下行走。

（2）出院后：

1）患者家属能复述出院后注意事项。

2）患者逐步恢复下肢肌力，内固定手术患者促进骨折断端的愈合。

2. 康复护理指导

老年患者的功能锻炼方法较普通成年患者在运动量方面有所不同，在功能锻炼过程中要根据老年患者的全身情况和基础疾病来制订运动量，不能一概而论。通常情况，以患者自述累感、呼吸与脉搏加快及出汗为标准来制订运动量。

（1）全身练习：术前卧床期间主要指导患者进行心肺功能及下肢肌力训练。根据患者全身情况，通过一定数量的拉吊环抬起上身的练习（以患者出汗、诉累为宜），以达到卧床期间的运动量，锻炼心肺功能。下肢肌力训练主要通过股四头肌收缩训练（每日3组，每组20次），踝泵运动（每日3组，每组20次），防止肌萎缩，同时可促进血液循环，预防深静脉血栓形成。

（2）术后第一阶段（术后1～7天）：此阶段重点指导放在床上活动、肌力训练、转移训练和步态训练，增强患肢运动控制能力。髋、膝主动或被动屈曲练习（屈髋不能大于90°），足跟在床上纵向滑行。术后全身情况允许，尽早下床站立，在助行器的帮助下患肢不负重下地行走。值得注意的是，所有的训练都要在疼痛得到很好控制的情况下进行。

（3）术后第二阶段（术后第2～6周）：此阶段主要着重于指导患者训练平衡性和协调性，主要从助行器帮助下行走过渡到无支撑下获得自身平衡性，恢复日常生活能力。

（4）日常生活锻炼：指导患者独立上下床、转身练习，独立如厕练习，独立穿脱裤、袜练习。

3. 其他常规指导

（1）生活起居指导：同股骨颈骨折。

（2）情志调护：同股骨颈骨折。

（3）饮食指导：见第一章第二节饮食指导中骨断筋伤证、血瘀气滞证、肝肾亏虚证饮食指导。

4. 出院指导

（1）继续加强患者患肢功能锻炼，逐步恢复日常生活能力。

（2）遵出院医嘱定期门诊复查，不适随诊。

（3）确保环境安全，避免跌倒发生。

（4）告知行内固定手术的患者不能过早负重，3个月后经X线检查确定骨折愈合后，才可逐渐负重。

5. 评价

（1）功能评价：

1）肢体肿胀程度评定：用卷尺测量肢体的周径，比较康复前肢体肿胀程度是否有所改善。

2）疼痛评定：用数字评定量表（NRS），比较康复前的疼痛情况是否有所改善。

（2）健康教育评价：

1）患者或其家属能简述出院后患肢不负重的时间。

2）患者或其家属能复述该疾病的用药知识。

3）患者能简述主要的预防跌倒的具体方法。

4）患者或其家属能遵从出院指导内容并按时门诊复查。

第六节　儿童骨折康复护理指导

一、肱骨髁上骨折

肱骨髁上骨折是指肱骨内外髁之上2 cm处发生的骨折，好发于儿童，10岁以内者占90%，占肘部骨折的60%～70%。骨折后的功能恢复预后较好，但由于常常合并神经、血管损伤及后遗肘部畸形，故属于较严重的一种损伤。

【病名】

中医病名：肱骨髁上骨折（TCD编码：BGG000）

西医病名：肱骨髁上骨折（ICD-10编码：S42.404）

【常见证候要点】

1. 血瘀气滞证

伤后2周以内，外伤后经络受损，血溢脉外，淤于浅筋膜，阻塞气血、气滞血瘀。局部压痛，舌质淡、苔薄白，脉弦。

2. 瘀血凝滞证

伤后 2～4 周。仍有瘀凝气滞，肿痛尚未尽除，断骨已正，骨折未愈，伤处疼痛拒按，功能活动障碍。舌质红或有瘀点、苔白，脉弦。

【护理评估】

1. 患肢血液循环评估

评估皮肤颜色、温度、桡动脉搏动、毛细血管充盈情况。

2. 患肢疼痛评估

采用视觉模拟评分法（VAS）评估疼痛的程度，了解疼痛的诱因和性质。

3. 患肢肿胀评估

采用目测法或测量肢体周径法，观察肿胀部位、程度，有无张力性水疱。

4. 神经功能评估

检查桡神经、正中神经及尺神经感觉及肌力情况。

5. 功能评定

（1）关节活动度：采用量角器对肘关节伸展、屈曲角度和前臂旋前、旋后运动进行测量。

（2）肌力：采用 MMT 徒手肌力评定法。

（3）肘关节功能评分：采用肘关节 Mayo 评分。

【常见症状/证候施护】

1. 疼痛护理

（1）体位护理：患儿牵引期间和手法复位后采取平卧位休息，保持患肢肩外展 90°水平位。伸直型骨折宜固定于屈肘 90～110°，屈肘角度随肿胀消退而逐渐增大；屈曲型骨折宜固定于半屈肘位 30～60°。

（2）镇痛护理：遵医嘱给予中药外敷、直流电中药离子导入、中频脉冲治疗、冰敷等中医及物理治疗，观察治疗后的效果，及时向医师反馈。

（3）治疗后护理：手法整复、尺骨鹰嘴骨牵引术后观察肢体远端的感觉、运动和血液循环情况。

2. 肿胀护理

（1）抬高患肢，保持患肢高于心脏水平 20～30 cm，以利于血液循环，促进肿胀消退。

（2）伤后即指导患儿行手部的主动握拳练习。可在患肢端给予轻抚、推压消肿，以促进患肢肿胀消退。

（3）遵医嘱给予中药外敷、直流电中药离子导入、中频脉冲治疗、冰敷等中医及物理治疗，观察治疗后的效果。

3. 神经损伤护理

（1）复位固定后即鼓励并指导患儿做肌肉锻炼，辅助患肢按摩，促进局部血液循环。

（2）遵医嘱给予口服或注射营养神经药物、神经治疗仪治疗以促进神经恢复。

【中医特色康复护理】

1. 内服中药

根据医师诊疗要求，通过辨证指导中药汤剂服用方法，根据患儿年龄每剂 50～150 ml，分早、中、晚服用。

（1）血瘀气滞：骨折后 1～2 周：宜用行气活血、化瘀止痛之桃红四物汤加减，或四川省骨科医院协定方小儿伤科一号方。

（2）瘀血凝滞证：骨折后 3～4 周：宜用活血祛瘀、接骨续筋之归香正骨丸口服。骨折 4 周以后，宜着重养气血、壮筋骨，可内服双龙接骨丸。

（3）注意事项：儿童服用中药在饭后 30～60 分钟或两次喂奶之间进行为宜，这样可以避免中药成分对胃黏膜的刺激和呕吐等不良反应。服药温服为宜，药片、药丸可研细后溶于水制成"汤剂"。儿童卧床服药注意安全，尽可能鼓励自服或用小勺将药液顺嘴边慢慢喂入，不要急速灌服，以免咳呛。

2. 外用中药

（1）骨折 1～2 周可使用二黄新伤止痛软膏外敷，中后期可使用旧伤活络软膏外敷，骨折后期去除夹板固定后可使用活血祛瘀洗药及软筋化坚洗药熏洗患肢。

（2）熏洗药先用 50～70 ℃的药液熏蒸肘部及前臂，待药液温度降至 37～40 ℃时用药水浸洗患处。每日 2 次，每次 20～30 分钟为宜。

（3）儿童肌肤细嫩，易发生药物反应。如出现过敏症状时，应及时报告医师协助处理。

3. 中医特色康复技术

根据医嘱，适当运用下列中医护理操作。

（1）中药封包：骨折早期应用新伤消肿药水，中后期应用软坚散结药水。

（2）中药贴敷：骨折早中期应用。

（3）中药熏洗：骨折中后期应用。

（4）直流电中药离子导入：骨折各期均可应用。

4. 物理治疗

遵医嘱给予冷疗、TDP、中频脉冲治疗等物理治疗。

5. 手法整复、小夹板外固定的护理

（1）宣教：整复固定前告知患儿及其家长整复固定的必要性、方法及配合注意事项。

（2）局部情况观察：整复固定后注意观察患儿患肢肢端皮肤颜色和温度、动脉搏动、毛细血管充盈时间及被动活动手指时的反应。如出现异常情况，及时告知医师。

（3）小夹板松紧度观察：以布带能在夹板上上下移动 1 cm 为标准。

（4）功能锻炼：复位后即开始握拳练习。

6. 尺骨鹰嘴骨牵引的护理

（1）宣教：告知患儿及其家长牵引的目的、注意事项以取得配合。

（2）牵引过程观察：随时询问患儿感受，观察患儿患肢情况，发现异常及时通知医师处理。

（3）注意保证牵引效能：牵引锤要悬空、牵引绳应滑动自如、牵引绳上不能放置重物、患儿不能随意改变牵引体位、不能随意加减牵引重量、保持牵引针孔清洁干燥。

（4）牵引针孔护理：预防感染，牵引过程中注意观察牵引针有无松动、滑脱，如发现牵引针向一侧偏移时，及时报告医师处理。

【健康教育及康复指导】

肱骨髁上骨折是常见的儿童肘部骨折，发生率占肘部骨折首位，多发生于 10 岁以下儿童，6~7 岁为发病高峰。肱骨髁上骨折属于关节外骨折，以伸直型最多见。如跌倒时肘关节在半屈曲或伸直位，手心着地，暴力经前臂传达至肱骨下端，将肱骨髁推向后方，重力将肱骨干推向前方，因而造成肱骨髁上骨折。儿童骨骼塑形能力较强，肱骨髁上骨折愈合较迅速，一般在 3~5 周内可临床愈合，3~5 个月可骨性连接。骨折后良好复位、合理固定及科学锻炼可以有效促进患肢功能恢复。肱骨髁上骨折常见并发症有神经损伤、血管损伤、骨化性肌炎、成角畸形。肘内翻畸形是儿童肱骨髁上骨折最常见的并发症。只要折端无重叠和旋转畸形，且无尺侧偏斜骨折，预后常常良好。通过积极主动的功能锻炼，一般不影响肘关节的正常活动功能。

1. 指导目标

（1）住院期间：

1）患儿家长了解疾病的概况、治疗、预后及转归。

2）患儿家长了解患儿的生活护理方法及饮食、用药的护理。

3）患儿及其家长掌握功能锻炼的方法及注意事项。

4）维持骨折断端位置稳定，减轻疼痛及炎症反应，减少并发症的发生。

（2）出院后：

1）患儿家长能复述出院后注意事项。

2）患儿能逐渐增加肘关节的活动度，避免再次骨折错位，促进肘关节及上肢功能恢复。

2. 康复护理指导

肱骨髁上骨折康复治疗原则以恢复肘关节的屈伸功能、前臂旋转功能和上肢肌肉的力量，预防肩关节和腕关节的功能障碍为主。儿童功能锻炼的方法与时机基本上与成年人相同，但应照顾到儿童的年龄特点、骨折愈合情况，合理安排。具体形式和方法上注意趣味性、游乐性，寓锻炼于游戏、玩耍中，必要时可借助部分玩具，使患儿乐于接受。根据儿童的特点，采用游戏式功能锻炼方法，既能提高患儿功能锻炼的依从性，又能提高锻炼效果。

（1）腕、手屈伸练习：

1）复位或牵引后即刻开始指导患儿手指屈伸练习，可利用游戏诱导使患儿主动训练，如让患儿抓握弹力小球，或给予笔、糖果等让其练习抓握，每日 3 次，每次 5～10 分钟。

2）2～3 周继续以上内容，指导患儿加大关节活动度，可利用玩具引导患儿进行腕关节的屈伸活动，每日 3 次，每次 10～15 分钟。

（2）肘关节屈伸及肩关节活动练习：

1）第 4 周去除骨牵引及外固定后，指导患儿继续手指屈伸和腕关节屈伸训练，并让患儿握棒类玩具，以健肢辅助患肢进行肘关节屈伸及肩关节活动；让患儿两上臂及肘部紧贴胸壁外侧，练习前臂旋转动作；也可以让患儿进行投篮、扔飞镖、弹琴等游戏辅助锻炼，每日 3 次，每次 10～15 分钟。

2）术后 1～2 周可指导患儿应用 Ⅰ、Ⅱ 级关节松动术被动活动肘关节，在患儿无痛范围内活动，每次 10 分钟，每日 1 次。

3）术后 2～4 周可指导患儿应用 Ⅰ～Ⅳ 级关节松动术被动活动肘关节，每次 20～30 分钟，每日 2 次。之后鼓励患儿主动活动肘关节，并可适当增加一些阻力提高肌力。

（3）全身练习：

1）应用儿童骨科设计的音乐功能锻炼导引操进行全身锻炼。音乐功能锻炼导引操规定了运动节奏、运动质量、练功次数、注意事项等，动作和缓自如，针对儿童筋骨柔韧特点，发挥中医导引优势，可以较好地活动患儿筋骨、肌肉、关节，使全身气血流畅，不易造成锻炼损伤；使患儿功能锻炼时全身和患肢局部放松，能充分锻炼患肢的肌肉收缩及未被固定关节的伸屈活动。这样，可以在骨折愈合后较快地恢复功能。

2）音乐功能锻炼导引操一共 10 节动作。预备式：进行调整呼吸。第一节：手指屈伸活动。第二节：夹拍手掌。第三节：昂首提肩。第四节：四面观瞧。第五节：点穴旋肩。第六节：霸王举鼎。第七节：前屈后伸。第八节：下蹲动作。第九节：风摆荷叶。第十节：跳跃活动。每节动作重复 4～8 拍，时间 5～10 分钟。音乐旋律选用儿歌旋律。

（4）日常生活锻炼：可根据患儿年龄酌情指导其系纽扣、梳头、握筷、吃饭等，以锻炼手指的灵活度及肘关节屈曲。

3. 其他常规指导

（1）生活起居指导：

1）环境整洁、安静，空气流通。避风寒、慎起居。

2）注意环境安全，防患儿坠床与跌倒。

（2）情志调护：患儿受伤住院后出现惧怕、恐慌、烦躁等心理反应，护士应给予爱抚与鼓励，给予安全感，取得患儿的配合和信赖。家长可以利用语言和非语言沟通技巧多与患儿交谈，转移注意，以缓解疼痛。比如：抚摸、呵护患儿，提供一些玩具、图书等供患儿玩耍、阅读。

（3）饮食指导：见第一章第二节饮食指导中血瘀气滞证饮食指导。

（4）病情观察指导：

1）小夹板固定：教会患儿家长观察小夹板包扎的松紧度，以布带能在夹板上上下移动 1 cm 为标准，家长不能随意松解布带。若患儿出现肢端皮肤青紫或苍白，皮肤温度较对侧下降甚至冰凉，主诉剧痛、麻木等现象，应立即报告医师及时处理。

2）骨牵引：患儿家长不要擅自改变患儿体位，以保持牵引所需的体位和力线。保持牵引重锤悬空，不可着地或靠在床架上，不可随意增减牵引重量，牵引绳应滑动自如，不得在牵引绳上覆盖被服，以免引起牵引无效。保持牵引针孔敷料清洁干燥，勿将其浸湿，若发现牵引针孔敷料浸湿或渗血渗液，及时通知医务人员进行消毒更换。观察牵引钢针有无松动、滑脱,如发现牵引针向一侧偏移时,及时报告医师处理。

4. 出院指导

(1)继续加强患肢功能锻炼,观察肘关节屈伸情况。

(2)遵医嘱定期门诊复查。

(3)出院后,无医师允许不能随意取出夹板、钢托等外固定。

(4)患肢早期暂不负重。

(5)若切口未拆线,应注意切口防水。定期门诊复查,换药,术后14天到医院拆线。

5. 评价

(1)功能评价:

1)Mayo肘关节功能评分较康复前有改善。评分系统从患儿疼痛、活动度、稳定性以及ADL等方面进行综合分析。总分为100分,大于或等于90分为优,75~89分为良,60~74分为可,小于60分为差。

2)肘关节HHS评分较康复前有改善。从疼痛、功能等方面进行综合分析。总分为100分,90~100分为优,80~89分为良,70~79分为一般,60~69分为较差,小于60分为最差。

(2)健康教育评价:

1)患儿家长能复述康复方法、注意事项。

2)患儿能演示肘部锻炼动作要领,未发生因锻炼方法不当所致的并发症。

3)患儿家长能遵从出院指导内容并按时门诊复查。

二、尺桡骨骨干骨折

尺桡骨骨折是指尺骨干和桡骨干同时发生的骨折。多见于青少年,由于直接暴力、传达暴力或扭转暴力所致。

【病名】

中医病名:**骨折病**(TCD编码:BGG000)

西医病名:**尺桡骨骨干骨折**(ICD - 10 编码:尺骨干骨折

S52.202；桡骨干骨折 S52.801)

【常见证候要点】

1. 血瘀气滞证

伤后 2 周以内，外伤后经络受损，血溢脉外，淤于浅筋膜，阻塞气血、气滞血瘀。局部压痛，舌质淡、苔薄白，脉弦。

2. 瘀血凝滞证

伤后 2~4 周。仍有瘀凝气滞，肿痛尚未尽除，断骨已正，骨折未愈，伤处疼痛拒按，功能活动障碍。舌质红或有瘀点、苔白，脉弦。

【护理评估】

1. 患肢血液循环评估

评估皮肤颜色、温度、桡动脉搏动、毛细血管充盈等情况。

2. 患肢疼痛评估

采用视觉模拟评分法（VAS）评估疼痛的程度，了解疼痛的诱因和性质。

3. 患肢肿胀评估

采用目测法或测量肢体周径法。观察肿胀部位、程度，有无张力性水疱。

4. 神经功能评估

检查正中神经、尺神经感觉及肌力情况。

5. 功能评定

（1）前臂旋转功能：采用量角器对旋转角度进行测量。

（2）关节肿胀：采用目测法或容器法。

（3）肌力：采用 MMT 徒手肌力评定法。

【常见症状/症候施护】

1. 疼痛护理

（1）评估疼痛的诱因、性质，患肢肢端血液循环、活动、感觉等情况。

（2）体位护理：手法整复夹板固定术后使上臂自然下垂、屈肘90°、前臂中立位、手半握拳、拇指对掌位，三角巾悬吊固定。

（3）镇痛护理：遵医嘱给予中药外敷、直流电中药离子导入、中频脉冲治疗、冰敷等中医及物理治疗，观察治疗后的效果，及时向医师反馈。

2. 肿胀护理

（1）抬高患肢，保持患肢高于心脏水平 20～30 cm，以利于血液循环，促进肿胀消退。

（2）伤后即指导患儿行手部的主动握拳练习。可在患肢端给予轻抚、推压消肿，以促进患肢肿胀消退。

（3）遵医嘱给予中药外敷、直流电中药离子导入、中频脉冲治疗、冰敷等中医及物理治疗，观察治疗后的效果。

【中医特色康复护理】

1. 内服中药

内服中药同肱骨髁上骨折。

2. 外用中药

外用中药同肱骨髁上骨折。

3. 中医特色康复技术

根据医嘱，适当运用下列中医护理操作。

（1）中药封包：骨折早期应用新伤消肿药水，中后期应用软坚散结药水。

（2）中药贴敷：骨折早中期应用。

（3）中药熏洗：骨折中后期应用。

（4）直流电中药离子导入：骨折各期均可应用。

4. 物理治疗

遵医嘱给予冷疗、TDP、中频脉冲治疗等物理治疗。

5. 手法整复、小夹板固定的护理

（1）宣教：整复固定前告知患儿及其家长整复固定的必要性、方法及配合注意事项。

（2）局部情况观察：整复固定后注意观察患儿患肢肢端皮肤温度和颜色、动脉搏动、毛细血管充盈时间及被动活动手指时的反应。如出现异常情况，及时告知医师。

（3）小夹板松紧度观察：观察小夹板包扎的松紧度，以布带能在夹板上上下移动1 cm为标准。随着患肢肿胀逐渐消退，及时报告医师，进行调整。

（4）功能锻炼：复位后即开始功能锻炼，骨折早、中期严格禁止前臂旋转动作。

（5）安全护理：下床活动前应佩戴三角巾悬吊于胸前，防止跌倒。

【健康教育及康复指导】

前臂有尺骨和桡骨组成，二者对前臂的旋转及稳定起到重要的作用。尺桡骨双骨骨折为前臂骨折中较常见的一种，多见于幼儿和青少年。骨折部位多发于前臂中1/3和下1/3部。儿童尺桡骨干骨折主要以手法整复、小夹板外固定为主，部分患儿需要手术治疗。尺桡骨骨折的常见并发症有骨筋膜室综合征、神经损伤、感染、再移位和对位不良、骨折不愈合、前臂旋转功能受限等。尺桡骨近远端分别参与构成肘关节和腕关节。两骨之间有骨间膜相连，对稳定上下尺桡关节及维持前臂的旋转功能至关重要。上下尺桡关节司前臂的旋转活动，对手部功能发挥至关重要。尺桡骨骨折在临床比较常见，若治疗不当，往往遗留前臂及肘腕关节功能不良。因此，对尺桡骨骨折不应作为一般骨干骨折处理，应像对待关节内骨折一样处理。

1. 指导目标

（1）住院期间：

1）患儿家长了解疾病的概况、治疗、预后及转归。

2）患儿家长了解患儿的生活护理方法及饮食、用药的护理。

3）患儿及其家长掌握功能锻炼的方法及注意事项。

4）维持骨折断端位置稳定，减轻疼痛及炎症反应，减少并发症的发生。

（2）出院后：

1）患儿家长能复述出院后注意事项等。

2）逐渐增加前臂旋转的活动度，避免再次骨折错位，促进骨折早期愈合，促进肘关节及上肢功能恢复。

2. 康复护理指导

尺桡骨骨折康复治疗原则以恢复前臂旋转功能为主，应达到骨折愈合且前臂旋转功能大于正常的 80%。儿童功能锻炼的方法与时机基本上与成年人相同，但应照顾到儿童的年龄特点、骨折愈合情况合理安排。具体形式和方法上注意趣味性、游乐性，寓锻炼于游戏、玩耍中，必要时可借助部分玩具，使患儿乐于接受。

（1）患肢肌肉等长收缩练习：骨折复位后开始指导患儿行前臂及上臂肌肉的等长收缩练习、握拳、手指的对指练习，每日 2 次，每次 15～20 分钟。此期禁止做前臂旋转练习。

（2）肘关节屈伸及肩关节活动练习：骨折第 2～3 周指导患儿做患肢肘关节主动屈伸练习，并可以开始做肩关节屈曲、伸展、内收、外展及内外旋的主动活动。每日 2 次，每次 15～20 分钟。

（3）前臂旋转及全身练习：骨折后期解除固定后指导患儿行前臂旋转练习并加大练习范围，做肩、肘、腕关节的主动屈伸练习。前臂旋转练习方法为上肢屈肘 90°贴于躯干两侧，握拳，大拇指向上，尽量旋转拳头。指导患儿行患肢前臂旋转练习，也可做推墙练习。前臂旋转练习和推墙练习均应循序渐进，逐步增量。每日 2 次，每次 15～20 分钟。

（4）日常生活锻炼：可根据患儿年龄酌情指导其系纽扣、梳头、握筷、吃饭等，以锻炼手指的灵活度及肘关节屈曲功能。

3. 其他常规指导

（1）生活起居指导：同肱骨髁上骨折。

（2）情志调护：同肱骨髁上骨折。

（3）饮食指导：见第一章第二节饮食指导中血瘀气滞证饮食指导。

（4）病情观察指导：观察并指导患儿家长观察患儿患肢肢端皮肤温度和颜色、动脉搏动、毛细血管充盈时间及被动活动手指时的反应；观察小夹板包扎的松紧度，以布带能在夹板上上下移动 1 cm 为标准。如出现异常情况，及时告知医师。

4．出院指导

（1）嘱家长定期带患儿到医院门诊复查，动态观察前臂旋转功能，并及时调整锻炼时间、次数及强度。

（2）出院后，无医师允许不能随意取出夹板、钢托等外固定。

（3）患肢早期暂不负重。

（4）若伤口未拆线，应定期门诊复查，定期换药，术后 14 天到医院拆线。拆线前，伤口注意防水，忌洗浴。

5．评价

（1）功能评价：达到有效或显效。

1）显效：骨折对位对线满意，骨折处已骨性愈合，无压痛、叩痛，患肢无明显短缩，骨折成角小于 5°，肘关节屈伸功能受限 15°内，腕关节屈伸活动受限 5°以内。

2）有效：骨折对位对线可，骨折线模糊，患肢短缩小于 2 cm，成角在 5～10°，肘关节活动受限在 30～45°以内，腕关节屈伸受限在 10～15°以内。

3）无效：骨折对位对线差或不愈合，患肢短缩 3 cm 以上，成角大于 10°，肘关节活动受限在 45°以上，腕关节屈伸活动受限在 15°以上，患肢不能负重。

（2）健康教育评价：

1）患儿家长能复述康复方法、注意事项。

2）评价患儿前臂旋前功能、旋后功能、腕尺偏、腕桡偏、腕背伸、腕背曲情况。

3）患儿能演示患肢锻炼动作要领，未发生因锻炼方法不当所致的并发症。

4）患儿家长能遵从出院指导内容并按时门诊复查。

第二篇

骨伤疾病
常用康复护理操作指导

第一章　骨伤康复护理器具使用告知及注意事项

一、颈托

【目的】

(1) 固定颈椎。

(2) 保持制动、稳定状态。

(3) 手术后固定、保护的措施，促进手术植骨的愈合及颈部创面的恢复。

【评估】

1. 评估环境

评估病床刹车是否完好，病房环境是否安全。

2. 评估患者

(1) 患者情况：目前病情、意识状态、自理能力、配合能力。

(2) 患者颈部皮肤情况：皮肤是否完整，有无破损、疥疮、痈疖等。

(3) 患者心理状态：有无焦虑、紧张，对颈托的认知态度。

(4) 患者的颈围：测量患者颈部的周径，以便选择大小合适的颈托。

3. 评估颈托

评估颈托表面是否光滑，尼龙贴是否牢靠。

【告知】

(1) 下床前应双腿下垂，在床边端坐 15～30 分钟 (根据患者情况延长时间) 后方可下床行走，以免发生直立性低血压导致跌倒。

(2) 根据患者个体情况确定颈托佩戴时间和频率。

（3）初次使用颈托时，应有护理人员陪同，并协助、指导使用者正确使用，以防因操作不当发生意外。

【用物准备】

颈托。

【操作程序】

（1）备大小合适的颈托1个。

（2）分清颈托的前片与后片，以及上下方向。

（3）协助患者翻身侧卧，握住颈托后片，将后片置于颈部中央位置并固定。

（4）协助患者取平卧位，将前片轻放于下巴中心与胸口之间。

（5）前片压后片的方式，把后片两边的魔贴贴到前片两侧魔贴上。

（6）颈托装戴松紧度宜适中，可容纳1个手指为度。

【注意事项】

（1）选择合适的颈托，保持颈部干燥、卫生，避免汗液、泪液、血液致使皮肤潮湿加上摩擦对皮肤造成伤害。

（2）颈托的固定松紧要适度，太紧不利于治疗且佩戴感觉不舒服，太松则没有效果。

（3）戴颈托应做到"躺时摘，起时戴"，保持颈部处于正中位。

二、腰围

【目的】

（1）通过制动保护腰椎，利于修复。

（2）固定腰椎，保持腰椎稳定。

（3）减少腰椎活动对血管、神经组织的摩擦刺激。

（4）增加腰背肌、腹肌力量，增强腰椎稳定性，避免腰肌劳损，防止腰椎间盘突出症的复发。

【评估】

1. 环境评估

评估环境是否宽敞、清洁，室温是否适宜。

2. 评估患者

（1）患者情况：目前病情，意识状态，自理能力，配合能力；既往史；皮肤是否有红肿、破溃；患者双下肢的肌力是否正常。

（2）患者心理状态：有无焦虑、紧张，对腰围的认知态度。

（3）患者腰部的周径：测量患者腰部的周径，以便选择合适尺码的腰围。

3. 评估腰围

评估腰带弹力是否下降。

【告知】

（1）腰围的选用及佩戴：腰围规格要与自身腰的长度、周径相适应，其上缘须达肋下缘，下缘至臀裂，松紧以不产生不适感为宜。

（2）佩戴时间：可根据病情掌握佩戴时间，腰部症状较重时应随时佩戴，轻症患者可在外出或较长时间站立及固定姿势坐位时使用，睡眠及休息时取下。

（3）使用腰围期间应逐渐增加腰背肌锻炼，防止或减轻腰部肌萎缩。

【用物准备】

腰围。

【操作程序】

（1）评估患者的临床表现、既往史、佩戴部位的皮肤情况、心理状况、腰围大小。

（2）核对床号姓名、诊断，关闭门窗，取合理体位，必要时屏风遮，与患者沟通，解释操作目的。

（3）患者先取平卧位，将患者平移到一侧床旁，协助患者向左侧沿轴线翻身，取左侧卧位。

（4）选择大小合适的腰围，将腰围左侧卷向内卷成筒状，使腰围正中线的位置正对患者脊柱。

（5）协助患者轴向翻身至平卧位，将固定片粘牢，检查腰围的松紧度。

（6）协助患者起床，并观察患者面色、意识、呼吸。

（7）根据医嘱要求，详细记录佩戴腰围后的客观情况，并签字。

【注意事项】

（1）急性期、疼痛期、长时间站立应佩戴。

（2）保证腰围上下、内外的位置正确，上缘须达肋下缘，下缘至臀裂处。

（3）佩戴腰围松紧以可伸入一只手指为宜。

（4）观察皮肤压迫情况，避免皮肤磨损，应每天清洁佩戴腰围处皮肤。

（5）佩戴腰围期间不宜负重，不宜弯腰拾物，可下蹲拾物，以直立行走为主。

（6）佩戴腰围期间应适当增加腰背肌、腹肌、下肢肌功能锻炼。

（7）腰围佩戴时间应严格遵守医师指导，一般不超过 3 个月。

三、助行器

【目的】

（1）辅助行走。

（2）分摊体重，减轻患肢的负荷，缓解疼痛。

（3）扩大下肢的支撑面积，维持平衡，保证步行安全，增加肌力和耐力。

【评估】

1. 评估环境

评估病床刹车是否完好，走道是否明亮、无障碍。

2. 评估患者

（1）患者情况：目前病情、意识状态、自理能力、配合能力。

（2）患者双上肢的肌力：是否能有力量使用助行器支撑前行。

（3）患者心理状态：有无焦虑、紧张，对助行器的认知态度。

（4）患者的身高：测量患者的身高，以便调节助行器的高度。

3. 评估助行器

评估助行器的螺丝是否有松动，支脚垫是否完好适用。

【告知】

（1）下床前应双腿下垂，在床边端坐 15～30 分钟（根据患者情况延长时间）后方可下床行走，以免发生直立性低血压导致跌倒。

（2）使用助行器时应穿好鞋袜，且勿穿着拖鞋或高跟鞋。

（3）初次使用助行器时，应有护理人员陪同，并协助、指导使用者正确使用，以防因操作不当发生意外。

（4）循序渐进地增加行走的活动量，以患肢胀痛患者能承受为宜。

【用物准备】

助行器。

【操作程序】

1. 三步法

三步法即助行器—患肢—健肢—助行器。

抬头挺胸，双手同时将助行器举起向前移动 1 步（25～30 cm）；患肢抬高后迈出半步（患肢遵医嘱承重），约在助行器横向的中线偏后方；双手臂伸直支撑身体，迈出健侧与肢体平行；重复上述步骤前行。

2. 四步法

四步法即助行器—患肢—助行器—健肢—助行器。

抬头挺胸，双手同时将助行器举起向前移动 1 步（25～30 cm）；患肢抬高后迈出半步（患肢遵医嘱承重），约在助行器横向的中线偏后方；再次向前移动助行器 1 步；双手臂伸直支撑身体，迈出健侧超过患肢位置，落在助行器与患肢之间；重复上述步骤前行。

【注意事项】

（1）每次使用助行器时，护理人员要检查助行器的稳定性和安全性，如支脚是否平稳地接触地面，手握的部位是否松动，脚轮是否转动灵活，定位销是否固定等。如橡皮头及螺丝有变形或损坏，应重新更换。

（2）使用助行器时，要调整好高度，指导患者行进中要保持身体平衡，提起助行器时身体不要距助行器太远，迈步时脚不要太靠近助行器，使用轮式助行器行进速度不要过快。

（3）对于助行器上增加托板、挂袋、篮子等附件的，应适当携带少量物品。但不要放置过多、过重的物品，否则可能影响助行器的平稳性，容易摔倒。

（4）指导患者使用助行器行走时眼睛要平视前方；抬头挺胸收腹；步伐不宜太大，以达到助行器的一半为宜，否则易向前致重心不稳而跌倒。

四、轮椅

【目的】

（1）方便患者下床活动。

（2）运送患者。

【评估】

1. 评估环境

评估道路是否平整、湿滑、无障碍。

2. 评估患者

（1）患者情况：目前病情、意识状态、自理能力、配合能力、移乘轮椅的能力。

（2）驱动轮椅的能力：评估患者上肢肌力及智力有无障碍，上肢肌力丧失者、智力障碍者不能单独使用。

（3）患者心理状态：有无焦虑、紧张，对轮椅的认知态度。

（4）患者小腿的长度：测量患者小腿的长度，以便调节好脚踏板的高度。

3. 评估轮椅

评估轮椅各部件的开合是否灵活，制动器是否牢固，轮椅转动是否灵活、有无摆动，轮胎是否充气。

【告知】

（1）上下轮椅时不可踩踏脚踏板，必须关闭制动器。

（2）患者坐在轮椅上应双手扶把手，尽量靠后坐，系好安全带。

（3）在推行轮椅时，要控制好速度，保持平稳。下坡不可突然关闭刹车，以免翻倒。若需在上下坡道时停住，一定要使用制动器，防止轮椅滑动。

【用物准备】

轮椅。

【操作程序】

（1）轮椅椅背与床尾平齐，面朝床头，将轮椅左右车架分开，轻压坐垫中心，使轮椅展开放平。

（2）收起脚踏板，关闭制动器，使轮椅制动，缓慢移动到轮椅上。

（3）系好安全带，展开脚踏板，将脚放在脚踏板上，松开制动器。

（4）下车时，关闭制动器后收起脚踏板，松开安全带，患者扶扶手或在护理人员的帮助下站离轮椅。

【注意事项】

（1）注意安全，进出门或遇到障碍物时，勿用轮椅撞门或障碍物。

（2）推轮椅时，嘱患者手扶着轮椅扶手，尽量靠后坐，勿向前倾身或自行下车；以免跌倒，必要时加约束带。

（3）天气寒冷时注意保暖。

（4）推轮椅下坡时速度要慢，患者的头及背应向后靠并抓紧扶手，以免发生意外。

（5）截瘫患者在上、下轮椅时，不可暴力拉动，避免损伤皮肤。

（6）体弱或截瘫患者，每隔20分钟左右晃动或双手扶住轮椅扶手，使臀部悬空，缓解臀部压力，避免压疮的发生。

（7）应经常检查轮椅，定时加润滑油，保持完好备用。

（8）对患者进行安全教育，帮助患者养成制动轮椅手闸的习惯。

五、拐杖

根据拐杖的结构和使用方法，可分为手杖、肘杖、腋杖三大类。下面介绍手杖、腋杖的使用方法。

（一）手杖

手杖分为单足手杖和多足手杖。

【目的】

（1）辅助人体支撑重量、保持平衡和行走。

（2）分摊体重，减轻患肢的负荷，缓解疼痛。

【评估】

1. 评估患者

（1）患者情况：目前病情、意识状态、自理能力、配合能力。

（2）使用手杖的能力：评估患者双上肢的肌力，是否有力量使用手杖支撑前行。

（3）患者心理状态：有无焦虑、紧张，对助行器的认知态度。

（4）患者的身高：测量患者的身高，以便调节手杖的高度。

2. 评估手杖

评估手杖的螺丝是否有松动，支脚垫是否完好适用。

3. 评估环境

评估病床刹车是否完好，走道是否明亮、平坦、湿滑、无障碍。

【告知】

（1）下床前应双腿下垂，在床边端坐 15～30 分钟（根据患者情况延长时间）后方可下床行走，以免发生直立性低血压导致跌倒。

（2）使用手杖时不可只穿袜子而不穿鞋，且应避免穿着拖鞋或高跟鞋。

【用物准备】

1. 单足手杖

单足手杖适用于握力好、上肢支撑力强的患者，如偏瘫患者、老年患者等。

2. 三足手杖

三足手杖适用于平衡能力稍欠佳、使用单足手杖不安全的患者。

3. 四足手杖

四足手杖适用于平衡能力欠佳、臂力较弱或上肢患有震颤麻痹、用三足手杖不够安全的患者。

【操作程序】

1. 手杖三点步行

步行伸出手杖→迈出患足→迈出健足。

手杖三点步行分三型：后型、并列型及前型。

（1）后型：健足迈出的步幅较小，健足落地后足尖在患足尖之后。步行稳定性好，恢复早期患者常用此种步行方式。

（2）并列型：健足落地后足尖与患足尖在一条横线上。

（3）前型：健足迈出的步幅较大，健足落地后足尖超过患足尖。此种步行稳定性最差。

2. 手杖两点步行

步行同时伸出手杖和患足并支撑体重，再迈出健足，手杖与患足作为一点，健足作为一点，交替支撑体重。

3. 利用单只手杖和楼梯扶手上下楼梯

（1）健手先向前向上移动→健侧下肢迈上一级楼梯→将手杖上移→最后迈上患侧下肢。

（2）健手先向前向下移→手杖下移→患侧下肢下移→健侧下肢下移。

【注意事项】

（1）行走步伐不宜过大。

（2）行走时以手臂力量支撑身体，重心在健肢。

（3）遵从医务人员的指导，以免发生跌倒。

（4）行走前检查手杖的底部橡胶垫是否稳固，并穿防滑鞋。

（二）腋杖

【目的】

避免患者负重，增加活动范围，协助患者行走，促进机体康复。

【评估】

1. 评估患者

（1）了解患者的诊断及全身情况：目前病情、意识状态、自理能力、配合能力。

（2）评估患者双上肢的肌力：是否有力量使用助行器支撑前行。

（3）评估患者心理状态：有无焦虑、紧张，对助行器的认知态度。

（4）评估患者的身高以便调节助行器的高度：拐杖的高度应当与使用者的身高臂长相适宜，腋托与腋窝相距 5 cm；直立位使用时，从腋窝到地面的高度，拐杖末端着地点应与同侧足尖中位距离约15 cm。

2. 评估助行器

评估助行器的螺丝是否有松动，支脚垫是否完好适用。

3. 评估环境

评估病床刹车是否完好，走道是否明亮、平坦、无障碍。

【告知】

（1）下床前应双腿下垂，在床边端坐 15～30 分钟（根据患者情况延长时间）后方可下床行走，以免发生直立性低血压导致跌倒。

（2）使用杖时不可只穿袜子而不穿鞋，且应避免穿着拖鞋或高跟鞋。

【用物准备】

腋杖。

【操作程序】

1. 两步走法

右拐左腿→左拐右腿。患者应抬头挺胸，双眼平视前方，重心略移向右侧，同时迈出右拐和左腿，重心移向左侧，再同时迈出左拐和右腿。

2. 三步走法

双拐→患肢→健肢。患者应抬头挺胸，双眼平视前方，双手同时将拐杖举起并向前外侧迈步，患肢抬高后迈出半步，足尖应不超过双拐头端的连线，以双拐支撑身体重量（患肢遵医嘱决定承重力量），迈出健肢，健肢应处于与患肢平行的位置。

3. 四步走法

右拐→左腿→左拐→右腿，抬头挺胸，双眼平视前方，重心略移向右侧，迈出右拐，同时左腿跟上，再迈出左拐，同时右腿跟上。

4. 上楼梯法

健肢→双拐→患肢，健肢先上楼，重心前移，再上拐杖，患肢跟上。

5. 下楼梯法

双拐→患肢→健肢，先下拐杖，患肢下楼，重心前倾再下健肢。

【注意事项】

（1）步行时的两拐与健足呈三角形，形成三点承重。

（2）使用中不得仅仅靠腋窝支撑身体，拐的中部有把手，使用者用手掌握把手，以上肢臂力支撑与腋下拐顶端支撑同时对身体承重移动。把手高度可以调节，以使用者的上肢长度为准。

（3）使用单拐时，应置于健侧位，以促进患肢部分负重的训练。

（4）注意预防腋窝的压疮和腋神经损伤，拐杖高度适宜，拐的顶端应用软垫包裹，以减少拐杖对腋窝的直接压力。

（5）拐杖底端要有橡胶装置，以增加拐杖与地面的摩擦阻力，同时应保持地面清洁、干燥、无水迹油腻，无障碍物，防止滑倒跌伤或因碰撞障碍物而致损伤。

六、肩关节外展支具

【目的】

（1）患者在卧床、移动、翻身、下床、活动、康复等运动状态下，仍保持有效的肩关节外展角度。

（2）降低肩袖修补手术后的锚钉失效风险。

（3）缓解肩关节疼痛、肿胀、麻木，增加舒适度。

（4）促进损伤的肩袖组织在无张力的状态下愈合，提高临床康复效果。

【评估】

（1）患者伤口有无渗血、渗液。

（2）患处皮肤是否保持清洁干燥。

（3）患者对疼痛的耐受度。

（4）患者对佩戴支具的依从性。

【告知】

(1) 告知患者使用肩关节外展支具的目的。

(2) 患者在术后 4~6 周，需 24 小时佩戴肩关节外展支具，勿随意去除肩关节外展支具，以免引起手术失效。护士会协助患者佩戴好肩关节外展支具。

(3) 患者佩戴时有不适感等情况应及时呼叫护士。

【用物准备】

肩关节外展支具一套。

【操作程序】

(1) 携用物至床旁，核对床号和姓名。向患者解释以取得合作。

(2) 暴露一侧上肢，使患者处于端坐体位或半卧位，冬季注意保暖。必要时用屏风遮挡。

(3) 将抱枕固定在腰间，拉紧抱枕两端固定带使之固定，肩部吊带绕健侧肩部后固定在抱枕上，松紧度使用粘带扣调节，腰部固定带绕腰 1 周，固定在抱枕上。前臂和上臂由前臂吊带固定，手部放松，用短的粘带扣固定。

(4) 患侧手掌自然握放前部握力球，保持肩关节外展 45°固定，肘关节屈曲 45~90°，腕关节及掌指关节保持功能位。

(5) 整理用物，为患者盖好被子，整理床单位。

【注意事项】

(1) 在手术前向患者讲解肩关节外展支具的使用目的及注意事项，并进行试戴，使患者掌握佩戴方法，便于术后使用。

(2) 佩戴时应将楔形海绵支具平整置于腋下，保持肩关节外展 45°，松紧以插入一指为宜，防止过紧影响患肩远端肢体血液循环或引起压疮，过松造成移位引起疼痛。

(3) 使用两端有粘贴的固定带固定前臂吊带和抱枕，使之粘牢，防止上肢摆动。

(4) 注意观察患肢的血液循环、皮肤温度及手指活动情况。

(5) 每日使用温水清洁皮肤，以防过敏。

七、膝关节可调式外固定支具

【目的】

（1）通过限制异常的活动保持膝关节的稳定性，促进伤膝的稳定与支持以恢复下肢的负重能力。

（2）固定伤膝或膝关节，促进伤膝愈合。

（3）对伤膝进行保护，保持下肢的正常力线，减少对伤膝的负荷，有利于伤膝受损组织愈合。

（4）抑制在站立、行走时肌肉的反射性痉挛，改善患者的步态，避免膝关节手术后自动引起屈膝功能障碍，解决康复锻炼与关节制动矛盾。

【评估】

1. 评估环境

评估病房光线是否充足。

2. 评估患者

（1）患者情况：患者目前病情状况、患者意识是否清楚、患者是否配合操作。

（2）患者皮肤情况：患肢有无恶性肿瘤，有无外伤、出血，皮肤有无过敏，皮肤有无破损溃疡等。

（3）患肢关节活动度评估：评估患者膝关节主动活动度和被动活动度。

（4）患肢长度和患肢大小评估：准确测量患肢长度和患肢大腿和小腿的周径，以便调节外固定支具的长度和固定带的大小。

3. 评估外固定支具

（1）检查外固定支具卡盘是否正常，并调节好预设刻度。

（2）检查外固定支具金属材料有无暴露而导致直接接触皮肤。

（3）检查外固定支具各固定带是否能正常使用。

【告知】

（1）初次佩戴外固定支具时应在护理人员指导和协助下完成，同时护理人员教会患者正确的行走步态和行走姿势。

（2）佩戴外固定支具下地行走时切勿穿拖鞋或有跟鞋，建议穿带防滑垫的鞋。

（3）佩戴好支具后应教会患者自我评估下肢血液循环的变化，有无异常。

（4）告知患者如佩戴外固定支具出现过敏或皮肤磨损，立即通知护士进行处理。

（5）在行走过程中外固定支具出现松动、下滑或卡盘刻度变化必须立即停止行走，待处理后方可进行活动。

【用物准备】

可调式外固定支具1副、2~4张棉垫。

【操作程序】

（1）认真测量，选择大小合适的固定器，检查固定器各接触面有无缺口、破损。

（2）向患者解释佩戴固定器的相关目的，取得患者的配合。

（3）患者取平卧位，护士站着患者患侧，脱去患肢裤子。

（4）嘱患者直腿抬高患肢10~20 cm，不能完成直腿抬高者帮助患者抬高患肢10~20 cm。

（5）打开可调式外固定支具，按医嘱要求将膝关节活动度卡盘固定在相应角度并锁定。

（6）将固定器内外侧金属架从患肢下方分别放于大小腿两侧，中间的数字调节盘置于膝关节线处，先固定大腿的扣带，再固定小腿的扣带。

【注意事项】

（1）患肢有外伤、皮肤有破溃或过敏时不能直接使用。

（2）佩戴时应认真检查固定器的金属条、数字调节盘是否有破损，调节盘位置是否有偏离，防止金属条直接接触皮肤导致皮肤压伤。

（3）佩戴时应注意扣带的松紧适宜，注意观察佩戴支具肢体的血液循环，同时避免皮肤有磨损。

（4）应定期检查固定器佩戴的位置是否正确，有无偏离，及时调整。

（5）佩戴固定器的时间和角度应严格遵守医师的指导。

八、跟腱靴

【目的】

（1）避免跟腱过度牵拉引起的疼痛。保持适当的刺激，有助于跟腱的恢复。

（2）缩短卧床时间，防止肌萎缩。

【评估】

（1）评估环境是否宽敞明亮，室温是否适宜。

（2）评估患者的心理状况、全身情况。

（3）评估患者患肢踝关节功能、肢体肌力。

（4）评估患者对疼痛的耐受程度。

【告知】

（1）穿戴前，检查鞋底是否完全固定牢固，如果没有请重新安装。

（2）严格遵医嘱调节跟腱靴的角度。

【用物准备】

跟腱靴。

【操作程序】

说明：不同品牌"跟腱靴"操作程序有一定差异。

（1）遵医嘱使用跟腱靴，根据病情调节跟腱靴合适的固定角度。

（2）先将脚放入含有真空垫的毛巾套内，粘合毛巾套上的搭扣；然后，将包有毛巾套的脚踩入靴内，扣紧系带。

（3）将阀门压下，在灰色阀门口上连接真空泵，抽出空气至真空泵不会自动弹起，盖上阀门盖。

【注意事项】

（1）使用前检查铝合金夹板是否有变形，能否正常使用。遵医嘱调节跟腱靴角度，保证在安全的角度范围内使用。

（2）跟腱靴垫不能自行加减，一般在伤口愈合后遵医嘱去除石膏托（钢托）开始使用。

（3）固定带捆绑过紧会导致血液循环障碍。如果行走时感觉太紧，先适当放松固定带；若仍感觉不适，则应该咨询医师。

（4）密切观察皮肤是否有过敏现象，若发现此类问题应及时咨询医师。

九、腰部支具

【目的】

有效限制胸腰椎的屈曲、伸展、侧屈和旋转，减少局部应力，使患者能够早期下床活动进行功能锻炼。

【评估】

1. 评估环境

评估病床刹车是否完好，病房环境是否安全。

2. 评估患者

（1）患者情况：目前病情、意识状态、自理能力、配合能力。

（2）患者躯干皮肤情况：皮肤是否完整，有无破损、疥疮、痈疖等。

（3）患者心理状态：有无焦虑、紧张，对腰部支具的认知态度。

（4）患者的腰部：测量患者的腰围，以便选择大小合适的腰部支具。

3. 评估腰部支具

评估腰部支具表面是否光滑，尼龙贴是否牢靠。

【告知】

（1）下床前应双腿下垂，在床边端坐 15～30 分钟（根据患者情况延长时间）后方可下床行走，以免发生直立性低血压导致跌倒。

（2）腰部支具佩戴应做到"躺时摘，起时戴"。

（3）初次使用腰部支具时，应有护理人员陪同，并协助指导使用者正确使用，以防因操作不当发生意外。

【用物准备】

腰部支具。

【操作程序】

（1）先正确区分支具前后两片；患者平卧时侧身，将后面一片置于患者背部；然后协助患者平卧，将前面一片支具置于患者前方，位置约在髂骨嵴上缘。

（2）系好固定带，松紧度以能伸入二指为宜。

【注意事项】

（1）佩戴支具位置要准确，松紧度适宜，与胸腰椎生理曲度相适应。过紧易出现支具边缘致肩胛骨或髂嵴处皮肤压伤，过松则达不到制动目的。

（2）根据患者病情，一般术后 1 个月患者可佩戴支具离床活动。支具必须在卧床时佩戴，将支具松紧度调节好后方可离床活动。卧床后再将支具卸下。

（3）每天做深呼吸锻炼：合闭双唇，挺胸用鼻深吸气，持续 5 秒；再微张双唇缓慢吐气，持续 10 秒。每天 3 次，每次做 30 组，有效预防肺部并发症。

（4）应该避免支具直接与皮肤接触。尽管支具已设置有许多通气孔，透气性能良好，但吸汗性能差。因此，必须穿全棉内衣或垫棉质衬垫，以利于汗液吸收，增加舒适感和保持皮肤的清洁。

（5）内衣或衬垫需平整，不宜过紧，拆去扣子及其他附在衣物上的硬物，以免皮肤长时间受压而发生压疮。

十、头颈胸腰支具

【目的】

（1）有效限制颈胸腰椎的屈曲、伸展、侧屈和旋转，减少局部应力，使患者能够早期下床活动进行功能锻炼。

（2）固定颈椎。

（3）保持制动、稳定状态。

（4）手术后的固定、保护措施，促进于手术植骨的愈合及颈部创面恢复。

【评估】

1. 评估环境

评估病床刹车是否完好，病房环境是否安全。

2. 评估患者

（1）患者情况：目前病情、意识状态、自理能力、配合能力。

（2）患者躯干皮肤情况：皮肤是否完整，有无破损、疥疮、痛疖等。

（3）患者心理状态：有无焦虑、紧张，对颈胸腰支具的认知态度。

（4）患者的躯干尺寸：评估患者的躯干尺寸，以便选择大小合适的颈胸腰支具。

3. 评估头颈胸腰支具

评估头颈胸腰支具表面是否光滑，尼龙贴是否牢靠。

【告知】

（1）下床前应双腿下垂，在床边端坐 15～30 分钟（根据患者情况延长时间）后方可下床行走，以免发生直立性低血压导致跌倒。

（2）头颈胸腰支具佩戴应做到"躺时摘，起时戴"。

（3）初次使用头颈胸腰支具时，应有护理人员陪同，并协助指导使用者正确使用，以防因操作不当发生意外。

【用物准备】

头颈胸腰支具。

【操作程序】

（1）检查内衬是否粘连在支架上。

（2）将前后支架先用肩上固定带连接，套在患者身上。

（3）调节前后支架上片高度，前支架高度以锁骨为限，后支架高度以肩胛骨为限，按此高度再调节肩上固定带的松紧度。

（4）调节前后支架下片高度，前下片上缘高度以剑突为限，后下片与前下片对应即可；并同时拉紧固定带进行固定。

（5）调节下颌托和枕托的高度，以能对头部起到支撑效果为准。并同时拉紧固定带进行固定。

（6）将头环进行固定，调节各固定带松紧度直至合适。

【注意事项】

（1）选择合适的头颈胸腰支具。

（2）佩戴颈托时，翻身侧卧，先固定后侧，垫好毛巾；平卧后调整颈托，将下颌的位置固定在颈托前面的上缘。

（3）内衬的衣物每天至少更换一次，如出汗多，应及时更换。

（4）患者如颈托发生移位，感到不适，通知护士及时调整。

（5）未经医师同意，不可擅自取下支具。

（6）各固定带固定到位，松紧适宜，内衬及外观平整，患者感觉舒适。

第二章　常用康复护理保健操

一、冻结肩康复保健操

冻结肩曾称肩周炎（全称为肩关节周围炎），是一种发生于肩关节周围肌肉、肌腱、滑囊和关节囊等软组织的慢性无菌性炎症。主要症状为肩关节疼痛、运动功能障碍、肩部肌萎缩。此套肩部保健操简单、易学，适合冻结肩各期患者。

【目的】

（1）急性期：解除疼痛，预防关节功能障碍。

（2）粘连期：解除粘连，扩大肩关节活动范围，恢复正常关节活动功能。

（3）缓解期：消除残余症状，增强肌力，恢复三角肌的弹性和收缩功能，以达到全面康复和预防复发。

【适应证】

冻结肩各期患者。

【禁忌证】

肩部外伤、骨折、手术后的急性期，或各种因需要肩部局部制动者。

【注意事项】

（1）在明确冻结肩诊断前，需排除心肺疾病和颈椎病，因为此类疾病疼痛症状常牵涉和放射至肩周。有必要去医院就诊进行相应的检查，排除上述疾病。

（2）练习时运动应平、稳、慢。当患肩活动到轻微疼痛或僵硬时应保持这种姿势5~8秒，尽量使患肩向各个方向活动，以达到最大的可能范围。

（3）每日练习 1 次或 2 次，每个动作重复 5～10 次。锻炼必须持之以恒，才能取得良好效果。

（4）每次锻炼可能有局部酸胀和轻微疼痛，但不宜引起剧烈疼痛。

（5）要注意防寒保暖，勿使肩部受凉，受凉常是冻结肩的诱发因素；纠正不良姿势，避免长期的不良姿势造成慢性劳损和积累性损伤。

【动作要领】

1. 弯腰画圈

患者弯腰垂臂，甩动患臂，以肩为中心，做由里向外或由外向里的画圈运动，用臂的甩动带动肩关节做环转运动，动作由小到大，由慢到快。

2. 爬墙训练

患者面对墙壁站立，用双手或单手沿墙缓缓向上爬动，使上肢尽量高举，到最大限度，在墙上做一记号，然后再徐徐向下回原处，反复数次。每日增加高度。

3. 体后拉手

患者自然站立，在患侧上肢内旋并向后伸的姿势下，健侧手拉患侧手或腕部，逐步拉向健侧并向上牵拉。反复进行。

4. 外旋锻炼

患者背靠墙而立，握拳屈肘，手臂外旋，尽量使拳背碰到墙壁，反复数次。

5. 双臂展翅

患者双手十指交叉，放在头后部（枕部），先使两肘尽量内收，然后再尽量外展，反复数次。

6. 甩手锻炼

患者取站立位，做肩关节前屈、后伸及内收、外展运动，动作幅度由小到大，反复进行。

7. 扶持牵拉

（1）用双手扶持身后的固定物体，做挺胸挺腹，牵拉患肢，力量向后向下。

（2）患者双手扶持固定物体（如床沿）做下蹲，用体重牵拉患肢，力量向上向前斜方。

二、肩关节术后患者康复操

【目的】

（1）能积极预防肌萎缩、关节僵硬等并发症的发生。

（2）减轻疼痛，增加肌力，改善关节活动度。

（3）显著提高生活质量，恢复患者生活自理能力。预防患者后继障碍的发生与发展。

【适应证】

肩关节置换术后、肩袖损伤、肩关节骨折术后、肩关节脱位、骨关节病、运动创伤等。

【禁忌证】

无。

【注意事项】

（1）该康复计划必须在医师的指导下进行，具体操作根据患者的个体差异以及情况适当调整。

（2）若在伤口周围进行，不能直接在伤口上进行手法治疗，被动活动要结合患者的受伤位置、伤口以及内固定植入方式等进行。

（3）早期（0～6周）：以疼痛疗法，被动、主动活动，淋巴液引流为主。

（4）中期（7～12周）：使用疼痛疗法，被动、主动运动（无外加阻力或加轻微阻力）。主动活动范围受限区域给予帮助，让其被动达到最大活动范围。

（5）后期（＞12周）：疼痛疗法（需要时）、稳定性主动运动（加阻力）。

【动作要领】

1. 疼痛疗法

疼痛疗法包括功能按摩、横向按摩、关节牵拉。

2. 被动、主动活动

（1）握拳活动：主动握拳、伸指，屈腕、伸腕。

（2）旋臂活动：手臂自然下垂，肩关节放松，前臂的向前、后旋转。

（3）屈伸肘关节活动：肘关节主动、缓慢、用力全范围屈伸肘关节。

（4）耸肩活动：用健侧手托住患侧肘部保护，在不增加肩部疼痛的前提下，向上耸肩于最高位置。

（5）扩胸活动：用健侧手托住患侧肘部保护，在不增加肩部疼痛的前提下，双肩后张做扩胸动作于最大位置。

（6）托肩活动：患者取仰卧位，用健侧手托住患侧肘部保护，然后缓慢上举肩关节，在肩胛骨平面做肩关节被动前屈上举。患者取仰卧位，上臂外展30°保持肢体在肩胛骨平面，肘关节屈曲90°，治疗师一只手托住患侧上臂，一只手握住患侧腕部向远离身体中线的方向做肩关节被动外旋。

（7）钟摆活动：患者弯腰使躯干与地面平行，患侧上肢放松、悬垂，与躯干成90°，患侧臂做顺时针或逆时针画圈运动。

（8）被动外旋活动：患者取仰卧位，上臂外展30°保持肢体在肩胛骨平面，肘关节屈曲90°，治疗师一只手托住患侧上臂，一只手握住患侧腕部向远离身体中线的方向做肩关节被动外旋。

（9）爬墙训练：患者面对墙壁站立位，伸出患侧上肢，用手由下向上做"爬墙"动作，每次做到最大限度时在原地停留1~2分钟。

3. 淋巴液引流

淋巴液引流主要针对早期及肿胀明显的患者。治疗师用手从靠近淋巴结的部分，在离伤口周围10 cm的位置开始向淋巴结近端方向加压轻轻推压。基本原则为重复做3次，但症状明显时，要增加操作的次数。

三、肘关节术后患者康复操

【目的】

（1）积极预防肌萎缩、关节僵硬等并发症的发生。

（2）减轻疼痛，增加肌力，改善关节活动度。

（3）显著提高生活质量，恢复患者生活自理能力。预防患者后继障碍的发生与发展。

【适应证】

肘关节置换术后、肘关节骨折术后（包括桡骨头骨折、肱骨远端骨折、尺骨鹰嘴骨折、恐怖三联征等）、肘关节脱位、骨关节病、运动创伤等。

【禁忌证】

无。

【注意事项】

（1）该康复计划必须在医师的指导下进行，具体操作根据患者的个体差异及身体状况适当调整。

（2）每次练习后冰敷（20~30分钟）肘关节以减少出血及异位骨化。

（3）早中期以被动活动为主，以不出现疼痛为度。后期及康复期以主动活动为主，并可适当增加负重练习。

【动作要领】

1. 疼痛疗法

疼痛疗法包括功能按摩、横向按摩、关节牵拉。

2. 被动、主动活动

（1）主动活动：主动握拳、伸指，屈腕、伸腕，耸肩练习。

（2）屈伸肘部活动：患者取患侧卧位，主动肘关节伸直，掌心朝向自己，使手掌自重的缓慢下垂与地面靠近。患者取患侧卧位，主动肘关节屈曲，掌心朝向自己，使手掌与自己的肩靠近。

（3）旋转前臂活动：患者取患侧卧位，屈肘90°，握拳，向内（拳心向下）向外（拳心向上）缓慢用力旋转小臂。

（4）屈肘抗阻活动：患者取站立位，双上肢自然下垂于身体两侧，患者肘关节屈曲 90°，健侧手置于腕关节上做对抗。每次坚持 5~10秒，每组 10 次，共 3 组。

3. 淋巴液引流

淋巴液引流主要针对早期及肿胀明显的患者。理疗师用手从靠近淋巴结的部分，在离伤口周围 10 cm 的位置开始向淋巴结近端方向加压轻轻推压。基本原则为重复做 3 次，但症状明显时，要增加操作的次数。

五、颈部康复保健操

【目的】

伸展头、颈、肩部肌肉，改善肩部、背部的紧张状态，减轻症状；增强颈肩部肌肉耐力，防止肌肉劳损，改善颈椎的稳固性，从而巩固治疗效果，改善颈椎的血液循环，防止复发。同时矫正不良的身体姿势。

【适应证】

颈椎病中后期的锻炼。

【禁忌证】

颈椎病急性期禁忌。

【注意事项】

（1）需要持之以恒，长期坚持锻炼。

（2）锻炼强度，要量力而行，逐步增加锻炼量。

（3）动作宜缓慢平稳，不引起明显疼痛，可有肌肉牵扯感和轻度不适。若中度或重度不适应及时咨询医师。

（4）锻炼时要充分伸展肌肉和韧带，使相应肌肉通过等长收缩得到锻炼。

（5）每个动作每次需完成 3~5 组，每天 3 次。

【动作要领】

（1）靠墙直立，双足并拢，双肩靠墙，收腹挺胸，头部放松，双目平视前方，站立 1 分钟。

（2）面向墙面，双手平行推墙训练，动作缓慢，15个1组。

（3）站立姿势，进行肩部运动，分别练习向上（耸肩）、下（下沉）、前（内收）、后（后展）四个方向的运动。每个方向做到自身最大极限，并坚持10秒，10个为1组。

（4）站立或坐直，保持上身直立，肩部放松，低头使头靠向胸部，下颌内收并向右旋约45°，右手放在头顶并轻轻下扳，保持半分钟，左右交替。

（5）站立或坐直，保持上身直立，左上臂从身前向右肩伸直，接近右肩处，右臂在胸前夹住左肘，用力将左肘拉向身体右侧，在最大位置保持10秒，慢慢还原，拉伸过程中不要耸肩或弯腰，手臂的位置要低于肩。左右交替。

（6）站立姿势，双手交叉翻掌上举至头顶，同时手臂尽量伸直，掌根发力，肩部放松，并配合深呼吸训练。10次呼吸为一组。

六、腰部康复保健操

【目的】

改善腰腿的血液循环及肌力，增加活动度，预防和治疗因肌力或关节活动度不足等原因引起的腰腿痛疾病。

【适应证】

腰椎间盘突出症、腰背肌筋膜炎、腰椎退行性疾病缓解期、腰部肌肉疼痛导致的肌紧张或痉挛等。

【禁忌证】

（1）下胸腰段脊髓受压、腰椎感染、风湿性关节炎。

（2）腰椎间盘突出症急性期、急性腰肌拉伤或扭伤、游离型或重度腰椎间盘突出压迫马尾神经出现鞍区症状、严重椎管狭窄、椎弓根峡部裂、重度骨质疏松症、合并精神疾病。

（3）严重的呼吸系统疾病、心肺功能障碍。

（4）妊娠期及月经期，合并肝肾疾病、脊柱结核、肿瘤、糖尿病、严重心脑血管疾病或极度衰弱等。

【注意事项】

严格掌握循序渐进的原则，避寒保暖，持之以恒，坚持锻炼。具体注意事项同颈部康复保健操。

【动作要领】

1. 膝胸卧式

患者双膝平跪，双手撑床，先做挺腹塌腰，再做收腹拱背，后拉臀部向脚的活动，尽量使膝胸相贴，腰背筋肉充分得到牵张。要求持续数秒或更长时间，反复数次。

2. 仰卧抱膝

患者取仰卧位，双膝、髋屈曲贴腹，尽量使臀部抬起离开床面。要求持续数秒或更长时间，以使腰背肌筋肉牵张松解，反复数次。

3. 飞燕点水

患者取俯卧位，双上肢伸直靠体侧，做双上肢用力后伸、头背尽力抬起的动作，或上身和双下肢同时用力抬起，使脊柱处于后伸位，形如飞燕状。为了增强骶棘肌力，可在腹部垫枕或在抗阻力下进行以上动作的练习，要求身体抬起时吸气并保持数秒，然后呼气放下还原，反复多次。

4. 拱桥练习

患者取仰卧位，双侧屈肘、屈髋、屈膝，以头、双肘、双脚五点支撑，做用力挺腹伸腰的动作，使身体呈拱桥状，反复多次。经一段时期练习，力量增强后可做双手放于胸前，以头、双脚三点支撑的拱桥式锻炼。

5. 左右侧屈

患者取站立位，双脚分开与肩宽，双手叉腰或上举抱住枕部，做腰左右侧弯活动。要求侧屈到最大幅度时保持数秒。

6. 屈膝仰卧起

患者取仰卧位，双腿屈髋、屈膝，双脚平踩于床面，臀部不离开床面，上身抬起，使肩胛骨离开床面即可，上身抬起不可过高，以免增加腰椎负荷。于最用力位置保持一定时间（力竭）或完成上身抬起动作为1次。

7. 交替直腿抬腿运动

患者取仰卧位，四肢伸直，左腿伸直上抬，尽量抬高。还原成预备姿势。左右腿交替，反复多次。

七、腰部康复保健操之球操

【目的】

放松腰部痉挛肌肉，增强腰背部肌肉耐力，防止肌肉劳损，改善脊柱弹性，进行自体牵引，减轻症状。

【适应证】

腰臀肌筋膜炎、腰椎间盘突出症康复期。

【禁忌证】

无。

【注意事项】

（1）需要持之以恒，长期坚持锻炼。

（2）在专人协助下进行锻炼，强度要量力而行，逐步增加锻炼量。

（3）动作宜缓慢平稳，不引起明显疼痛，可有肌肉牵扯感和轻度不适。

（4）锻炼时要充分伸展肌肉和韧带，使相应肌肉通过等长收缩得到锻炼。

（5）锻炼过程中要注意全身放松，保持平衡，避免跌倒。

（6）每个动作每次需完成3~5组，每天3次。

【动作要领】

（1）以腹部为顶点，俯卧在瑜伽球上，保持1分钟。

（2）以腰部为顶点，仰卧在瑜伽球上，保持1分钟。

（3）以侧腰部为顶点，侧卧于瑜伽球上，保持1分钟。左右交替。

八、手部康复保健操

【目的】

（1）促进关节组织液回流，缓解晨僵。

（2）促进局部血液循环，防止致痛物堆积，促进炎症消退，降低疼痛程度。

【适应证】

类风湿关节炎。

【禁忌证】

骨折患者、急性炎性期患者禁忌。

【注意事项】

（1）指导患者疾病活动期以被动运动为主，缓解期可进行主动与被动运动，但应避免剧烈运动。

（2）指导患者除减少或避免引起持续性疼痛的体力活动外尽可能保持原先的正常工作、生活。

（3）一定要持之以恒地进行功能锻炼。

（4）水温不能过高或过低。

（5）功能操锻炼共 30～60 分钟，每日 2 次（晨起、午睡后）。

【动作要领】

1. 准备运动

晨起先用温热水浸泡 5～10 分钟，水温 40～50 ℃，浸泡达到手腕以上，浸泡后用干毛巾擦干水渍。预热及按摩：双手对掌相搓，频率稍快，搓至掌心有热感后，用手掌按摩对侧手的腕、掌指，近端、远端指间关节。双手交替进行，共 3～5 分钟。

2. 对指运动

尽量伸直五指并呈扇形散开，将拇指尖和各指尖相对，按顺序示指、中指、环指、小指指尖与拇指尖做对指运动 3～5 分钟。握拳与手指平伸交替进行，握拳时可紧握网球等稍软有弹性的球，交替进行50～100 次。

3. 腕关节的活动

（1）压掌运动：双手掌面相合，手指自然交叉，一只手轻轻用力将另一只手压向背屈。交替进行。

（2）旋转运动：腕关节正反向慢旋转，各 10～20 圈。

（3）开门运动：前臂平放于桌面上，手掌心向上，在上臂不动的情况下，翻转前臂使掌心向下，各 10~20 圈。

（4）紧握哑铃做手腕伸屈运动，双手交替进行。

4. 肘关节活动

手掌向上，两臂平举，迅速握拳或屈肘，努力使手指达肩，再迅速伸掌或伸肘，反复进行多次。然后，两臂向两侧平举，握拳与屈肘运动同前。

5. 肩关节活动

一臂由同侧前方从颈旁伸向背部，手掌触背，同时另一臂从同侧侧方伸向背部，手指触背，尽量使双手手指在背部接触。

九、强直性脊柱炎康复保健操

【目的】

（1）加大脊柱及四肢关节的活动度和灵活性，预防或延缓畸形的发生。

（2）增强腰背肌、肩带肌等肌肉的力量，发挥肌肉关节的代偿功能，改善受累关节的活动，缓解病情；防止或减轻肢体因失用导致肌萎缩，维持骨密度和强度，防止骨质疏松。

（3）充分发挥膈肌和肋间肌对胸廓呼吸功能的代偿作用，同时加强训练胸式呼吸可防止和改善肋椎关节的活动功能。

【适应证】

强直性脊柱炎。

【禁忌证】

如运动后新增加的疼痛持续 2 小时以上，或运动时疼痛剧烈，则应适当减少活动次数和活动幅度或停止运动。

【注意事项】

（1）指导患者在疾病活动期以被动运动为主，缓解期可进行主动与被动运动，但应避免剧烈运动。

（2）指导患者除减少或避免引起持续性疼痛的体力活动外尽可能保持原先的正常工作、生活。

（3）一定要持之以恒地做扩胸、深呼吸和下蹲运动。

（4）定期测量身高。

（5）增加椎旁肌力及肺活量，站立时应尽量保持挺胸、收腹和双眼平视前方的姿势。

【动作要领】

1. 准备运动

用力原地高抬踏步 1 分钟，双臂分别向前、向上、向两边各伸 20 秒。重复以下每个动作至少 5 次。

2. 床上伸展运动

早晨醒来时，采取仰卧位，双臂上伸过头，向手指、足趾两个方向伸展，伸展满意后，放松；伸展双腿，足跟下伸，足背向膝方向屈，至满意后放松。可反复做几回。

3. 膝胸运动

患者取仰卧位，双足着床板，屈膝；抬起一膝慢慢向胸部方向屈曲，双手抱膝拉向胸前，到满意为止。双足回原位置，另膝做上述运动。双膝各重复 2 次或 3 次，放松；做双手抱双膝运动 2 次或 3 次，至僵硬消失为止。

4. 腹部运动

腹部运动的目的在于伸张腹部肌肉，改善肌力并保躯干平直姿势。取仰卧位，屈膝，双足着地，双臂置身旁；头及双肩一起慢慢抬高，以至双手触膝；坚持 5 秒，回复至原位。以上动作重复 5 次。

5. 扩胸运动

扩胸运动的目的是伸展上胸、肩部肌肉以维持或改善胸、背姿态。双足与肩等宽，面对墙角而站，双手平肩支撑两面墙上，行深呼吸；双肩向前并伸展头及上背，坚持 5 秒。恢复原位，重复 5 次。

6. 地板锻炼

患者取仰卧位，屈膝，双足着地。尽量抬高臀部，坚持 5 秒，然后慢慢放下。双手交叉，举起双臂尽量左转，同时双膝尽量右转。再反向重复此动作。

7. 椅上练习

（1）坐在餐厅或卧室的椅子上、双足着地，双腿钩于座椅腿内，双手垂肩，左手握椅子扶手。身体尽量向右侧弯，不向前，右手伸向地板。反向重复上述动作。

（2）双手扣紧前臂，与肩相平，尽量向右转动上半身。反向重复上面动作。

（3）握住座椅边。两肩不动，尽量向右转动头部。反向重复上述动作。

（4）站到椅前，椅上放一个舒适的坐垫。右足跟置于坐垫上、伸直腿，双手尽量伸向足部。坚持6秒，放松。重复两次，每次较前次尽量前伸。放松。换腿重复。

（5）站到椅子侧面，右手抓住椅背。屈右膝，右小腿置于坐垫上。左脚尽量朝前站。双手置于身后。尽量弯曲左膝，抬头、伸背；转身站到椅子一侧，反复重复上述动作。

（6）保持下颌内收，双手伸向双膝，抬头、提肩，然后放松。下颌内收，抬头提肩，双手置于右膝外侧，放松。反向重复上面的动作。

（7）四肢跪地，两肘伸直，头部置于双臂之间，并尽量向上弓背。然后抬头尽量背部下凹。

（8）向上抬头，向前抬高右手，同时尽可能地向后抬高你的左腿，坚持5秒，收回动作；改变动作，抬你的左手和右腿。

8. 姿势练习

患者背靠墙站立，肩膀和臀部对着墙，足跟尽量靠墙，下颌内收，头部靠墙边。双肩下垂。足跟着地，身体尽量向上伸展。然后单臂向上，让上臂紧贴耳朵、拇指指向墙壁。放下，重复另一只胳臂。

十、儿童肱骨髁上骨折功能锻炼导引操

【目的】

（1）通过全身和肢体的锻炼，加强经络运行功能。

（2）松解粘连，增强肌力和软组织柔韧性，增强关节活动度。

（3）该导引操富有趣味性，对患儿起到情志导引的作用，增强患儿主观能动性和锻炼效果。

【适应证】

儿童肱骨髁上骨折。

【禁忌证】

合并其他部位骨折、病理性骨折、骨折愈合不良。

【注意事项】

1. 在锻炼中应注意安全

要有护士负责看护，保证游戏环境和过程的安全。

2. 出现不良反应及时处理

（1）恶心、呕吐、心慌：让患儿平卧休息，给予温开水或葡萄糖水，症状严重者可以刺激人中、内关、合谷等穴位。

（2）活动中跌倒：活动前提醒患儿注意安全，如发生跌倒立即通知医师检查患儿有无神经系统损伤，并继续观察患儿症状、体征。如有外伤按外伤处理流程。

【动作要领】

1. 第一节——手指屈伸活动

患儿取站立位，双手五指充分伸直分开→握拳→伸直分开。重复4~8拍。

2. 第二节——夹拍手掌

患儿双手交叉十指，分别向上、下、左、右四个方向互相夹击。重复4~8拍。

3. 第三节——昂首提肩

患儿双手叉腰，头微微抬起，将两肩提起向耳垂方向——放平肩部。重复4~8拍。

4. 第四节——四面观瞧

患儿两脚开立与肩同宽，双手叉腰。先抬头后仰看天，还原。低头看地，还原。头向左转90°，还原。头向右转90°，还原。重复4~8拍。

5. 第五节——点穴旋肩

两脚自然站立，稍分开与肩同宽，屈肘，双手中指点按肩井穴，向前后环绕4拍。

6. 第六节——霸王举鼎

患儿两脚自然站立，稍分开与肩同宽。双手掌心向上，缓缓上举过肩，前臂内旋，虎口相对，对举过头，稍停留，旋腕翻掌尺侧相对，缓缓回收，仰掌复原。重复4~8拍。

7. 第七节——前屈后伸

患儿两腿开立，与肩同宽，双手叉腰，然后做腰部充分的前屈和后伸动作。重复4~8拍。

8. 第八节——下蹲动作

患儿两腿开立，与肩同宽，双手叉腰，屈膝半蹲，然后直立。重复4~8拍。

9. 第九节——风摆荷叶

患儿两腿开立，比肩稍宽，双手叉腰，拇指向前。双手叉腰，腰自左向前、向右、向后，做圆周回旋运动。然后腰向右、向前、向左、向后回旋。两腿伸直，膝部勿屈，双手护腰，上体伸直。重复4~8拍。

10. 第十节——跳跃活动

患儿双手叉腰，原地并腿跳，落地时屈膝半蹲，每拍落地时还原成直立状。重复4~8拍。

第三章 中医特色护理技术康复护理指导

第一节 中医特色护理技术应用及指导

一、中药热奄包法

中药热奄包疗法是将加热好的中药药包置于身体的患病部位或身体的某一特定位置（如穴位上），通过奄包的热蒸汽使局部的毛细血管扩张，血液循环加速，利用其温热达到温经通络、调和气血、祛湿驱寒的一种外治方法。

【目的】

通过中药热奄包的外敷达到消肿止痛、活血化瘀、利湿通络的作用，从而减少疾病发作次数或减轻发作的程度。

【评估】

（1）病房环境及温度是否适宜。

（2）患者的主要症状、既往史、凝血机制。

（3）患者是否未在月经期及妊娠状态，对使用中药有无过敏史。

（4）患者的体质及对疼痛的耐受程度。

（5）中药热奄包治疗部位的皮肤是否完好无破损。

（6）患者对中药热奄包操作的接受程度。

【告知】

（1）中药热奄包的作用、操作方法，治疗时间一般为 20～30 分钟。

（2）治疗过程中局部皮肤可能出现烫伤、水疱等情况。

（3）治疗过程中局部皮肤如果产生烧灼、热烫的感觉，应立即通知护士。

（4）治疗后注意保暖，饮食应清淡。

【用物准备】

治疗盘、药桶、配置好的中药、布袋、毛巾、治疗巾，必要时备屏风等。

【操作程序】

（1）备齐用物并将其携至床旁，做好解释工作。核对医嘱，评估患者。

（2）协助患者取舒适体位，暴露热奄包治疗的部位，再次检查局部皮肤情况，用温水擦净。

（3）将药包加热后用毛巾包裹，然后敷于患病部位，并用治疗巾将治疗部位盖好，将被子盖好。

（4）操作途中观察患者治疗情况及病情变化。

（5）治疗完毕，拆除热奄包，协助患者整理衣着，取舒适体位。整理床单位。

（6）清理用物、洗手、记录并签字。

【注意事项】

（1）询问患者有无不适，若出现不适及时处理。增强爱伤观念，有效沟通。

（2）留药过程 20～30 分钟，嘱患者留药期间勿剧烈活动。留药时间结束揭开被子，取走药包并擦干局部。

（3）温度适宜，不宜过烫，一般温度为 50～70 ℃。

（4）用药时间每次应间隔 5 小时。

（5）冬季注意患者的保暖。

（6）操作过程中注意保护患者的隐私。

二、中药塌渍法

中药塌渍治疗是通过介质（凡士林）促进皮肤对药物的吸收，同时辅以红外线灯局部热疗，扩张毛细血管，一方面可以提高药物交换和吸收速度；另一方面增强局部代谢，达到缓解疼痛、促进损伤修复的一种外治方法。

【目的】

增强局部代谢，达到缓解疼痛、促进损伤修复。

【评估】

（1）病房环境及温度是否适宜。

（2）患者的主要症状、既往史、凝血机制。

（3）患者未在月经期及妊娠状态，对使用中药有无过敏史。

（4）患者的体质及对疼痛的耐受程度。

（5）患者中药塌渍治疗部位的皮肤是否完好无破损。

（6）患者对中药塌渍操作的接受程度。

【告知】

（1）中药塌渍法的作用、操作方法，治疗时间一般为30分钟。

（2）治疗过程中局部皮肤可能出现烫伤、水疱等情况。

（3）治疗过程中局部皮肤如果产生烧灼、热烫的感觉应立即通知护士。

（4）治疗后注意保暖，饮食应清淡。

【用物准备】

按处方磨成中药粉，纱布，红外线灯，凡士林等。

【操作程序】

（1）备齐用物并将其携至床旁，做好解释工作。核对医嘱，评估患者。

（2）协助患者取舒适体位，并暴露塌渍部位，再次检查局部皮肤情况，温水擦净。

（3）将湿润后的纱布置于患者治疗处皮肤上，将调好的药膏均匀涂抹在湿纱布上，用红外线灯进行局部照射。

（4）观察红外线灯温度及病情变化，询问患者有无不适。

（5）治疗完毕后，清洁局部皮肤。整理床单位，协助患者整理衣着，取舒适体位。

（6）清理用物、洗手、记录并签字。

【注意事项】

（1）有破溃或皮肤过敏时禁用中药塌渍治疗。

（2）操作时要注意将纱布用温水浸湿，膏药要均匀覆盖在湿纱布上。这样可避免中药颗粒与皮肤直接接触，将不能溶解的部分与皮肤隔离，减少对皮肤的刺激。

（3）红外线灯的温度要以患者能耐受为宜，在治疗过程中要及时巡视患者，随时调节红外线灯的温度或红外线灯距离患者皮肤的距离，防止出现烫伤及其他不适。

三、穴位按摩法

穴位按摩是在中医基本理论指导下，运用手法作用于人体穴位，通过局部刺激，可疏通经络，调动机体抗病能力，从而达到防病治病、保健强身的一种外治方法。

【目的】

促进血液循环，疏通经络，滑利关节，活血祛瘀，调整神经功能，缓解各种急慢性疾病的临床症状，增强人体抗病能力。

【评估】

（1）病房环境及温度是否适宜。

（2）患者的主要症状、既往史、凝血机制。

（3）患者是否未在月经期及妊娠状态。

（4）患者的体质及对疼痛的耐受程度。

（5）穴位按摩治疗部位的皮肤是否完好无破损、无瘢痕。

（6）患者对穴位按摩操作的接受程度。

【告知】

（1）按摩时局部会出现酸胀的感觉。

（2）在按摩过程中若出现局部疼痛加重或其他不适，请立即告知护士停止操作。

【用物准备】

治疗盘、治疗巾、介质（如葱姜水、麻油、冬青膏、红花油等）、快速手消毒液，必要时备屏风。

【操作程序】

（1）洗手，戴口罩，备齐用物并将其携至床旁。

（2）核对医嘱，做好解释工作。协助患者取合理体位，注意保暖，必要时用屏风遮挡。

（3）遵医嘱准确取穴，选用适宜的手法和刺激强度进行按摩。

（4）操作过程中观察患者对手法的反应，若有不适，应及时调整力度或停止操作，以防发生意外。

（5）操作后协助患者整理衣着，安排舒适卧位。

（6）洗手，核对医嘱，做好记录并签字。

【注意事项】

（1）操作前应修剪指甲，以防损伤患者皮肤。

（2）双手温度不要过凉。

（3）操作时用力要均匀、柔和、持久，禁用暴力。

（4）出血性疾病、急性传染病、骨折移位或关节脱位、内脏器质性病变、妇女月经期、孕妇腰腹部、皮肤破损及瘢痕等部位不能采用穴位按摩法。

四、中药封包法

中药封包法是将中药药包置于身体的患病部位或身体的某一特定位置如穴位上，通过远红外线、磁场共同作用将治疗包中的中药活化物质转化为离子状态，使局部的毛细血管扩张，血液循环加速，达到温经通络、调和气血、祛湿驱寒的一种外治方法。

【目的】

消除无菌性炎症及水肿，改善无氧代谢功能。透过皮肤，直接作用于患病部位，活血化瘀、疏通经络、祛风散寒、强筋壮骨、调和气血、行气止痛，达到防病保健、治病强身。

【评估】

（1）病房环境及温度是否适宜。

（2）患者的主要症状、既往史、凝血机制。

（3）患者是否未在月经期及妊娠状态，对使用中药有无过敏史。

（4）患者的体质及对疼痛的耐受程度。

（5）中药塌渍治疗部位的皮肤是否完好无破损。

（6）患者对中药封包操作的接受程度。

【告知】

（1）中药封包法的作用、操作方法，治疗时间一般为 20 分钟。

（2）治疗过程中局部皮肤可能出现烫伤、水疱等情况。

（3）治疗过程中局部皮肤产生烧灼、热烫的感觉，应立即通知护士。

（4）治疗后注意保暖，饮食应清淡。

【用物准备】

治疗盘、卵圆钳、橡胶手套、胶单、中单、大毛巾、温度计、煮沸或蒸好的中药包数个。

【操作程序】

（1）洗手，戴口罩，备齐用物并将其携至床旁。

（2）核对医嘱，做好解释工作。协助患者取合理体位，注意保暖，必要时用屏风遮挡。

（3）暴露封包部位，再次评估局部皮肤情况，清洁皮肤，测试药包温度。

（4）戴手套拧干 60～70 ℃药包，直接对疼痛部位进行烫熨，并回旋转动及以推拿手法边烫边按摩。

（5）随时询问患者对热感的反应，观察皮肤情况，有无皮疹、瘙痒、水疱等，及时调整或停止操作。

（6）操作完毕，撤离封包袋，抹干局部皮肤。协助患者整理衣着，安排舒适卧位，整理床单位。

（7）清理用物，洗手，核对医嘱，做好记录并签字。

【注意事项】

（1）药物温度不宜太烫，以免烫伤患者的皮肤。

（2）用药后，若出现红疹、瘙痒、水疱等过敏现象，应暂停使用。

五、中药硬膏贴法

中药硬膏贴法是将多种药物研末成粉，用药油拌成膏状涂在敷料上，贴敷在体表局部或特定的穴位上并加热，借助热力通过皮毛腠理，循经运行，以达到疏风散寒、调气活血、化痰通络、消肿止痛的一种外治方法。

【目的】

（1）解除或缓解各种疼痛，以及肝、脾大等临床症状和体征。

（2）活血化瘀，消肿止痛，行气消痞。

【评估】

（1）病房环境及温度是否适宜。

（2）患者的主要症状、既往史、凝血机制。

（3）患者是否未在月经期及妊娠状态，对使用中药有无过敏史。

（4）患者的体质及对疼痛的耐受程度。

（5）中药硬膏治疗部位的皮肤有无开放性损伤，有无早期溃疡、炎症、水疱。

（6）患者对中药硬膏贴法操作的接受程度。

【告知】

（1）局部贴药后可出现药物颜色、油渍污染衣物。

（2）贴药过程中出现痒、痛等不适症状即时去除。

（3）不同药物的气味可能会产生刺激。

（4）局部如出现皮肤瘙痒不适时及时告知值班护士，及时处理。

（5）操作完毕避免局部潮湿、受压，活动时注意动作不宜过大，防止膏药脱落。

【用物准备】

治疗盘，遵医嘱配置药物，贴膏药时备乙醇灯、打火机、剪刀、纱布、胶带、汽油、绷带等。

【操作程序】

（1）备齐用物并将其携至床旁。做好解释工作，核对医嘱。

（2）协助患者取合理体位，暴露贴药部位，注意保暖。

（3）擦洗皮肤上的贴药痕迹，观察皮肤情况及用药效果。

（4）遵医嘱使用已经配置的药物并根据病灶范围，选择大小合适的膏药，剪去膏药周边四角，将膏药背面在乙醇灯上加温，使之烊化。

（5）敷药前用手背试温，以患者耐受为宜，防止烫伤。感觉不烫时，贴于治疗部位，用胶布固定。胶布过敏者可用纸胶贴固定。

（6）协助患者穿衣，整理床单位，安置舒适体位。

（7）整理所用物品，做好记录并签字。

【注意事项】

（1）贴药时间一般视病情而定。

（2）膏药应逐渐加温，以烊化为度，过久烘烤易烫伤皮肤或导致膏药泥外溢。

（3）使用膏药后，如出现皮肤发红、起丘疹、水疱、瘙痒、糜烂时、停止使用，及时报告医师配合处理。

六、耳针法

耳针法是采用针刺或其他物品（如菜籽、王不留行籽）刺激耳廓上的穴位或反应点，通过经络传导，达到防治疾病的一种外治方法。

【目的】

（1）解除或缓解各种急、慢性疾病的临床症状。

（2）通过其疏通经络，调整脏腑气血功能，促进机体的阴阳平衡，防病治病。

【评估】

（1）病房环境及温度是否适宜。

（2）患者的主要症状、既往史、凝血机制。

（3）患者是否未在月经期及妊娠状态，有无习惯性流产史。

（4）患者的体质及对疼痛的耐受程度。

（5）患者对耳针法操作的接受程度。

【告知】

（1）耳针法的作用、操作方法。

（2）耳针局部有热、麻、胀、痛感。

【用物准备】

治疗盘、针盒（短毫针等）或菜籽等，碘酒、乙醇、棉球、棉签、镊子、探棒、胶布、弯盘等。

【操作程序】

（1）备齐用物并将其携至床旁。做好解释工作，核对医嘱。

（2）遵照医嘱，选择耳穴部位并探查耳穴。

（3）协助患者取合理、舒适体位。严格消毒，消毒范围视耳廓大小而定。

（4）一只手固定患者耳廓，另一只手进针。其深度以刺入软骨，但不透过对侧皮肤为度。留针。

（5）为使局部达到持续刺激，临床多采用菜籽、王不留行籽、磁珠等物，附在耳穴部位，以小方块胶布固定，俗称"埋豆"。留埋期间，嘱患者用手定时按压，进行压迫刺激，以加强疗效。

（6）起针后用无菌干棉球按压针孔片刻，以防出血。涂以碘酒或乙醇消毒，预防感染。

（7）操作完毕，为患者安排舒适体位，整理床单位。

（8）清理用物，做好记录并签名。

【注意事项】

（1）在针刺中及留针期间，患者感到局部热、麻、胀、痛或感觉循经络放射传导为"得气"，应密切观察有无晕针等不适情况。

（2）执行无菌操作，预防感染。起针后如针孔发红，应及时处理。

（3）使用耳针法治疗扭伤及肢体活动障碍者，埋针后待耳廓充血具有发热感觉时，嘱患者适当活动患部，并配合患部按摩、艾条灸等，以提高疗效。

（4）耳部炎症、冻伤的部位，以及有习惯性流产史的孕妇禁用。

七、艾条灸法

艾条灸法就是用纯净的艾绒（或加入中药）卷成圆柱形的艾卷，

点燃后在穴位或患处熏烤的一种外治方法。

【目的】

（1）解除或缓解各种虚寒性病证的临床症状。

（2）通过运用温通经络、调和气血、消肿散结、祛湿散寒、回阳救逆等法，防病保健、治病强身。

【评估】

（1）病房环境及温度是否适宜。

（2）患者的主要症状、既往史、凝血机制。

（3）患者的体质及对疼痛的耐受程度。

（4）艾条灸治疗部位是否在颜面、五官区域及大血管、黏膜处。

（5）患者对艾条灸操作的接受程度。

【告知】

（1）治疗过程中可能出现头晕、眼花、恶心、颜面苍白、心慌出汗等不适情况，及时告知护士。

（2）艾绒点燃后可出现较淡的中药燃烧气味。

（3）治疗过程中局部皮肤可能出现烫伤、水疱等情况。

（4）治疗过程中局部皮肤产生烧灼、热烫的感觉，应立即停止治疗。

（5）灸后注意保暖，饮食宜清淡。

【用物准备】

治疗盘、艾条、火柴、弯盘、小口瓶，必要时备浴巾、屏风等。

【操作程序】

（1）备齐用物并将其携至床旁。做好解释工作，核对医嘱。

（2）协助患者取合理体位，暴露施灸部位，注意保暖。

（3）施灸部位，宜先上后下，先灸头顶、胸背，后灸腹部、四肢。

（4）遵医嘱在施灸过程中，随时询问患者有无灼痛感，调整距离，防止灼伤。观察病情变化及有无不适。

（5）施灸中应及时将艾灰弹入弯盘，防止灼伤皮肤。

（6）施灸完毕，立即将艾条插入小口瓶，熄灭艾火。

（7）清洁局部皮肤，协助患者整理衣着，安置舒适卧位，酌情开窗通风。

（8）清理用物，做好记录并签名。

【注意事项】

（1）采用艾柱灸时，针柄上的艾绒团必须捻紧，防止艾灰脱落灼伤皮肤或烧毁衣物。

（2）施灸后局部皮肤出现微红灼热，属于正常现象。如灸后出现小水疱时，无需处理，可自行吸收。如水疱较大时，可用无菌注射器抽去疱内液体，覆盖消毒纱布，保持干燥，防止感染。

（3）凡属实热证或阴虚发热者，不宜施灸。

（4）颜面部、大血管处、孕妇腹部及腰骶部不宜施灸。

八、拔罐法

拔罐法是以罐为工具，利用燃烧热力，排出罐内空气形成负压，使罐吸附在皮肤穴位上，造成局部瘀血现象的一种外治方法。

【目的】

（1）缓解风寒湿痹而致的腰背酸痛、虚寒性咳喘等症状。

（2）用于疮疡及毒蛇咬伤的急救排毒等。

【评估】

（1）病房环境及温度是否适宜。

（2）患者的主要症状、既往史、凝血机制。

（3）患者是否未在妊娠状态。

（4）患者的体质及对疼痛的耐受程度。

（5）拔罐治疗部位的皮肤和肌肉是否较厚，毛发是否较少。

（6）患者对拔罐操作的接受程度。

【告知】

（1）治疗过程中局部可能出现水疱。

（2）由于罐内空气负压收引的作用，局部皮肤会出现与罐口相当大小的紫红色瘀斑，数日后自然消失。

（3）治疗过程中局部可能出现水疱或烫伤。

【用物准备】

治疗盘、火罐（玻璃罐、竹罐、陶罐）、止血钳、95％乙醇棉球、火柴、小口瓶等。

【操作程序】

（1）备齐物品并将其携至床旁。做好解释工作，核对医嘱。

（2）协助患者取合理体位，暴露拔罐部位，注意保暖。

（3）遵医嘱选择拔罐部位。

（4）点燃的火焰在火罐内转动，使其罐内形成负压后并迅速扣至已经选择的拔罐部位上，待火罐稳定后方可离开。防止火罐脱落，适时留罐。

（5）拔罐过程中要随时观察火罐吸附情况和皮肤颜色。

（6）操作完毕，协助患者整理衣着，整理床单位，安排舒适体位。

（7）清理用物，做好记录并签名。

【注意事项】

（1）拔罐时应采取合理体位，选择肌肉较厚的部位。骨骼凹凸不平和毛发较多处不宜拔罐。

（2）操作前一定要检查罐口周围是否光滑，有无裂痕。

（3）防止烫伤。拔罐时动作要稳、准、快，起罐时切勿强拉。

（4）使用过的火罐，均应消毒后备用。

（5）起罐后，如局部出现小水疱，可不必处理，可自行吸收。如水疱较大，消毒局部皮肤后，用注射器吸出液体，覆盖消毒敷料。

（6）高热抽搐及凝血机制障碍者不宜拔罐。

（7）皮肤溃疡、水肿及大血管处、孕妇腹部、腰骶部均不宜拔罐。

九、刮痧法

刮痧法是应用边缘钝滑的器具，如牛角刮板、瓷匙等物，在患者体表一定部位反复刮动，使局部皮下出现瘀斑，从而达到疏通腠理、逐邪外出的一种外治方法。

【目的】

（1）缓解或解除外感时外邪所致的高热、头痛、恶心、呕吐、腹痛、腹泻等症状。

（2）使脏腑秽浊之气通达于外，促使周身气血流畅，达到治疗疾病的目的。

【评估】

（1）病房环境及温度是否适宜。

（2）患者的主要症状、既往史、凝血机制。

（3）患者是否未在月经期及妊娠状态。

（4）患者的体质及对疼痛的耐受程度。

（5）刮痧部位的皮肤是否无破损。

（6）患者对刮痧治疗的接受程度。

【告知】

（1）刮痧部位出现红紫色痧点或瘀斑，数日后方可消失。

（2）刮痧部位的皮肤有疼痛、灼热的感觉。

【用物准备】

治疗盘、刮具（牛角刮板、瓷匙等），治疗碗内盛少量清水或药液，必要时备浴巾、屏风等物。

【操作程序】

（1）备齐用物并将其携至床旁。做好解释工作，核对医嘱。

（2）协助患者取合理体位，暴露刮痧部位，注意保暖。

（3）遵医嘱确定刮痧部位。

（4）检查刮具边缘是否光滑、有无缺损，以免划破皮肤。

（5）刮治过程中，用力均匀，蘸湿刮具在确定的刮痧部位从上至下刮擦，方向单一。以皮肤呈现出红、紫色痧点为宜。

（6）询问患者有无不适，观察病情及局部皮肤颜色变化，调节手法力度。

（7）刮痧完毕，清洁局部皮肤后，协助患者整理衣着，安置舒适卧位。

（8）清理用物，做好记录并签字。

【注意事项】

（1）保持空气新鲜，以防复感风寒而加重病情。

（2）操作中用力要均匀，勿损伤皮肤。

（3）刮痧过程中要随时观察病情变化，发现异常，立即停刮，报告医师，配合处理。

（4）刮痧后嘱患者保持情绪安定，饮食宜清淡，忌食生冷油腻之品。

（5）使用过的刮具，应消毒后备用。

（6）体形过于消瘦、有出血倾向、皮肤病变处等禁用此法。

十、中药湿敷法

中药湿敷法是将无菌纱布用药液浸透，敷于局部，以达到疏通腠理、清热解毒、消肿散结等的一种外治方法。

【目的】

减轻局部肿胀、疼痛、瘙痒等症状。

【评估】

（1）病房环境及温度是否适宜。

（2）患者的主要症状、既往史、凝血机制。

（3）患者的体质及中药湿敷部位的皮肤情况。

（4）患者对中药湿敷治疗的接受程度。

【告知】

（1）湿热敷时间为 20～30 分钟。

（2）注意药液温度，防止烫伤。

（3）如皮肤感觉不适，过热、瘙痒等，及时告知护士。

（4）中药可致皮肤着色，数日后可自行消退。

【用物准备】

治疗盘、遵医嘱配制药液、敷布数块（无菌纱布制成）、凡士林、镊子、弯盘、橡胶单、中单、纱布等。

【操作程序】

（1）备齐用物并将其携至床旁。做好解释工作，核对医嘱。

（2）协助患者取合理体位，暴露湿敷部位，注意保暖。

（3）遵医嘱配制药液，药液温度适宜并倒入容器内，将敷布在药液中浸湿后，敷于患处。

（4）定时用无菌镊子夹取纱布浸药后淋药液于敷布上，保持湿润及温度。

（5）操作完毕，擦干局部药液，取下弯盘、中单、橡胶单，协助患者整理衣着，整理床单位。

（6）整理用物，做好记录。

【注意事项】

（1）操作前向患者做好解释工作，以取得合作。注意保暖，防止受凉。

（2）注意消毒隔离，避免交叉感染。

（3）治疗过程中观察局部皮肤反应，如出现苍白、红斑、水疱、痒痛或破溃等症状时，立即停止治疗，报告医师，配合处理。

（4）疮疡脓肿迅速扩散者不宜湿敷。

十一、中药涂药法

中药涂药法是将中药制成水剂、酊剂、油剂、膏剂等剂型，涂抹于患处或涂抹于纱布外敷于患处，达到祛风除湿、解毒消肿、止痒镇痛的一种外治方法。

【目的】

患处涂药后可达到祛风除湿、解毒消肿、止痒镇痛等治疗效果。

【评估】

（1）病房环境及温度是否适宜。

（2）患者的主要症状、临床表现、既往史。

（3）患者是否未在妊娠状态，对使用中药有无过敏史。

（4）患者的体质及涂药部位的皮肤情况。

（5）患者对疼痛的耐受程度。

（6）患者对中药涂药操作的接受程度。

【告知】

（1）涂药后如出现痛、痒、肿胀等不适，应及时告知护士，勿擅自触碰或抓挠局部皮肤。

（2）涂药后若敷料脱落或包扎松紧不适宜，应及时告知护士。

（3）涂药后可能出现药物颜色、油渍等污染衣物的情况。

（4）中药可致皮肤着色，数日后可自行消退。

【用物准备】

治疗盘、遵医嘱配制的药物、弯盘、棉签、镊子、盐水棉球、干棉球、纱布、胶布、绷带、橡胶单、中单等。

【操作程序】

（1）备齐用物并将其携至床旁。做好解释工作，核对医嘱。

（2）根据涂药部位，协助患者取合理体位，暴露涂药部位。注意保暖，必要时屏风遮挡。患处酌情铺橡胶中单。

（3）清洁皮肤，将配制的药物用棉签均匀地涂于患处。面积较大时，可用镊子夹棉球蘸药物涂布。注意蘸药干湿度适宜，涂药厚薄均匀。

（4）必要时用纱布覆盖，胶布固定。

（5）涂药完毕，协助患者整理衣着，安排舒适体位，整理床单位。

（6）清理物品，做好记录并签字。

【注意事项】

（1）涂药前需清洁局部皮肤。

（2）涂药次数依病情、药物而定，水剂、酊剂用后须将瓶盖盖紧，防止挥发。

（3）混悬液先摇匀后再涂药。

（4）霜剂则应用手掌或手指反复擦抹，使之渗入肌肤。

（5）涂药不宜过厚、过多，以防毛孔闭塞。

（6）刺激性较强的药物，不可涂于面部。婴幼儿忌用。

（7）涂药后观察局部皮肤，如有丘疹、奇痒或局部肿胀等过敏现象时，停止涂药，并将药物拭净或清洗，遵医嘱内服或外用抗过敏药物。

(8) 婴幼儿颜面部禁用。

十二、中药熏洗法

中药熏洗法是将药物煎汤，趁热在患处熏蒸、淋洗，借用中药热力及药理作用达到疏通腠理、祛风除湿、清热解毒、杀虫止痒、温经通络、活血化瘀的一种外治方法。

【目的】

疏通腠理、祛风除湿、温经通络、活血化瘀、清热解毒、杀虫止痒。

【评估】

(1) 病房环境及温度是否适宜。

(2) 患者的主要症状、临床表现、既往史。

(3) 患者是否未在经期或妊娠状态，对使用中药有无过敏史。

(4) 患者体质及熏洗局部的皮肤情况。

(5) 患者是否未在进餐后半小时内。

(6) 患者对中药熏洗操作的接受程度。

【告知】

(1) 熏蒸时间为 20~30 分钟。

(2) 熏蒸过程中如出现不适，及时告知护士。

(3) 熏蒸前要饮淡盐水或温开水 200 ml，避免出汗过多引起脱水。餐前餐后 30 分钟内，不宜熏蒸。

(4) 熏蒸完毕，注意保暖，避免直接吹风。

【用物准备】

治疗盘、药液、熏洗盆（根据熏洗部位，也可备坐浴椅、有孔木盖浴盆或治疗碗等）、水温计，必要时备屏风及换药用品。

【操作程序】

(1) 遵医嘱配制药液。

(2) 备齐用物并将其携至床旁。做好解释工作。

(3) 根据熏洗部位安排患者体位，暴露熏洗部位。必要时用屏风遮挡，注意保暖。

（4）熏洗过程中，观察患者的反应，了解其生理和心理感受。若患者感到不适，应立即停止，并协助患者卧床休息。

（5）熏洗完毕，清洁局部皮肤，协助整理衣着，安置舒适卧位。

（6）清理用物，做好记录并签字。

【注意事项】

（1）冬季注意保暖，暴露部位尽量加盖衣被。

（2）熏洗药温不宜过热，温度适宜，以防烫伤。

（3）在伤口部位进行熏洗时，按无菌技术操作进行。

（4）包扎部位熏洗时，应揭去敷料。熏洗完毕后，更换消毒敷料。

（5）所用物品需清洁消毒，用具一人一份一消毒，避免交叉感染。

（6）女性月经期、孕娠期禁用坐浴。

十三、连续被动运动机

连续被动运动机（CPM）是能使关节处于连续被动活动，加速关节软骨及其周围韧带和肌腱愈合、再生的仪器。

【目的】

（1）手术后早期促进和改善患者关节的活动范围，可以促进局部的血液循环，加快关节内积血、积液的清除和消退，帮助下肢肿胀尽快消退，同时减轻疼痛，促进关节恢复正常的活动范围，防止关节粘连和关节僵直。

（2）通过关节面的摩擦可以刺激软骨细胞的代谢，加速细胞基质的形成，增加关节软骨的营养，避免手术后关节软骨的退化。

【评估】

（1）病房环境是否安静、清洁，室温是否适宜。

（2）患者皮肤是否无红肿、破溃。

（3）患者对疼痛的耐受度。

（4）患肢关节活动度情况。

（5）患者对被动运动机操作的接受程度。

【告知】

（1）告知患者使用 CPM 机的目的。

（2）告知患者勿随意调节操作按钮，以免引起意外损伤，护士会定时调节弯曲角度。

（3）告知患者有不适感或机器报警器报警时及时通知护士。

【用物准备】

CPM 机 1 台、棉垫 2 张或 3 张、接线板 1 个、消毒液、治疗车 1 台。

【操作程序】

（1）备齐物品并将其携至床旁，做好解释工作，取得患者配合，查对医嘱及患者姓名、床号、治疗卡。

（2）如有引流管要先固定好各种引流管，无压迫、保持通畅；如患者带有支具，首先调节好支具活动度或取下支具，保证 CPM 机在运动时与支具关节活动度一致，以防止强力牵拉造成损伤。

（3）根据患肢大腿及小腿的长度，调节好 CPM 机各轴的长度，拧紧旋钮，将下肢置于 CPM 机上外展位 10°~20°，足尖向上中立位，穿鞋套或在足后跟、内外踝处给予棉垫保护，将小腿及大腿固定在 CPM 机上。

（4）设置治疗时间和活动范围（起始角度和终止角度），操作时速度由慢至快，关节活动度根据医嘱由小到大调节。在调节活动度时询问患者感觉有无异常，出现问题及时复位处理。

（5）在操作中注意嘱患者勿用力对抗机器运动力量或自行调节关节活动度大小，以免引起损伤。

（6）操作结束后先将仪器复位后撤除 CPM 机、鞋套或棉垫，如有支具将支具关节活动度还原或戴上支具，将患肢按照医嘱放置。

（7）患者运动后及时给予冰敷，抬高患肢以消肿止痛，促进血液、淋巴液回流。

（8）安抚患者，整理床单位，整理用物归回原处，洗手，记录。

【注意事项】

（1）使用过程中如有伤口渗血、疼痛等不良反应时要及时停止使用并及时处理。

（2）放置负压引流的患者，应用 CPM 机时应关闭负压引流管，治疗完后再开放，防止负压作用使引流管内液体回流而造成关节腔感染发生。

（3）使用中要随时观察，拧紧旋钮，肢体摆放符合要求，绑好固定带，防止肢体离开机器支架，而达不到要求的活动角度。

（4）小腿和大腿的轴按比例调节，若各轴调节比例严重失调，则会导致运行故障。若发生上述情况，应立即关上开关，松开各轴调节部分的固定旋钮，重新调整。

（5）平时应注意保养，保持机身清洁，使用时小心轻放。

十四、空气波压力治疗仪

空气波压力治疗仪是通过多腔体充气气囊有次序有节律地进行充气膨胀挤压、放气，形成对肢体组织的循环压力，达到促进静脉血液回流、加强动脉灌注、改善血液循环和淋巴循环（包括微循环）等作用的仪器。

【目的】

促进血液、淋巴液的流动及改善微循环，预防深静脉血栓，预防肢体水肿，消肿止痛。

【评估】

（1）病房环境是否安静清洁，室温是否适宜。

（2）患者皮肤是否无红肿、破溃，是否无血栓史。

（3）患者对疼痛的耐受程度。

（4）患者对空气波压力治疗仪操作的接受程度。

【告知】

促进血液循环，预防下肢静脉血栓。

【用物准备】

空气波压力治疗仪、治疗单、医嘱本、笔、病号服、袜子（患者自备）及治疗车。

【操作程序】

（1）护士向患者解释，取得配合。

（2）将治疗仪平稳放置后，接通电源，检查插头、连线、充气气囊连接是否良好，接通开关。

（3）协助患者取舒适体位，暴露患肢，将充气气囊放置于治疗部位，调整合适后，拉紧、打扣、拉链。

（4）选择适宜的治疗模式，设定治疗时间为 30 分钟。开始治疗按空气波启动键，调节空气波压强（至患者感到强刺激而又能忍受并无痛苦感）。

（5）护士随时巡视病房，告知患者如果有异常感觉及时告知护士。

（6）治疗完毕，治疗仪自动复位，有蜂鸣声报警。护士会及时到床旁，按空气波停止键，关开关。取下充气气囊，放置预定地方，关闭电源。

【注意事项】

（1）如果有严重的主动脉瓣关闭不全、主动脉瘤及夹层动脉瘤、心律不齐或使用植入式电子装置者；肢体有深静脉血栓；骨肿瘤，骨关节结核者；严重凝血机制障碍者，不宜使用该项治疗。

（2）仪器在使用过程中应避免过度震动，注意防水、防火。

（3）该仪器注意避免针刺或钳夹气囊部。

（4）治疗仪周围应至少留出 5 cm 空间以保证气流通畅。

十五、电脑骨折治疗仪

电脑骨折治疗仪是通过两组电极交叉作用于人体患处，交叉部位产生动态生物电场，生物电场沿骨轴方向产生内生电流，激活骨和软骨细胞，增加细胞代谢，促进骨痂形成，加速骨折愈合的一种仪器。

【目的】

镇痛，促进局部血液循环，锻炼肌肉，软化瘢痕，松解粘连，消炎，促进骨折愈合。

【评估】

（1）病房环境是否安静、清洁，室温是否适宜。

（2）患者皮肤是否无红肿、破溃。

（3）患者对电脑骨折治疗仪操作的接受程度。

【告知】

（1）告知患者电疗的目的。

（2）告知患者在治疗时关闭手机，切勿随意调整治疗时间及治疗的强度。如有不适立即通知护士处理。

【用物准备】

电脑骨折治疗仪 1 台、4 块专用电极片。

【操作程序】

（1）携用物至床旁，核对床号和姓名。向患者解释以取得合作。

（2）接通电源，打开开关，检查治疗仪的功能是否正常。

（3）选择治疗处方：按处方选择"＋"或"－"，根据治疗病症选择所用处方号码。

（4）暴露治疗部位，使患者位置良好，冬季注意保暖。必要时用屏风遮挡。

（5）根据治疗部位，选择相应大小的电极板，然后与电极导线前端插头相连。

（6）选清水或乙醇清洁患者治疗部位，然后取用电极片，并贴于治疗部位（一般选骨折的上下端）。

（7）开始治疗：按动"强度"调节键"＋""－"，调节至患者耐受的强度。整理用物，交代患者及其家属不能擅自调节参数。

（8）治疗程序结束时，仪器自动停止输出并发出断续音响提示，这时取下电极片，再关闭电源。为患者盖好被子，整理床单位。

【注意事项】

（1）孕妇的下腹部、恶性肿瘤、心脏部位、结核病、急性化脓性炎症、出血部位、血栓性静脉炎、破伤风、治疗部位有较大的金属异物、戴有心脏起搏器者不宜做，妇女带环者应在医师指导下使用。

（2）请勿使可粘电极或纤维电极互相接触，以免短路；请勿大力拉扯电极连线，以免扯断。

（3）电极片不可放置在心脏两侧，避免电流直接穿过心脏；请勿将高压电极板接触皮肤治疗。

（4）请勿在使用中突然切断电源，或未接好电极就开机。

（5）仪器应保持清洁，其上不允许堆放重物，以免损坏。

（6）在治疗过程中禁止接听手机，应保持手机在关机状态。

十六、神经损伤治疗仪

神经损伤治疗仪是应用低频脉冲电流刺激骨骼肌使其收缩，以恢复其运动功能的仪器。

【目的】

（1）延迟病变骨骼肌的萎缩。

（2）防止骨骼肌大量失水，防止发生电解质及酶系统的破坏。

（3）保留骨骼肌中结缔组织的正常功能，防止其挛缩和束间凝集。

（4）抑制骨骼肌纤维化，促进恢复骨骼肌的运动功能及神经再生。

【评估】

（1）病房环境是否安静、清洁，室温是否适宜。

（2）患者治疗部位的皮肤是否无红肿、破溃。

（3）患者体位是否舒适，心情是否放松。

【告知】

（1）告知患者神经损伤治疗的目的及注意事项，取得患者的配合。

（2）告知患者在治疗时关闭手机，切勿随意调整治疗时间及治疗的强度，如有不适立即通知护士处理。

【用物准备】

神经损伤治疗仪器1台、4块专用电极片、清水或乙醇、4块小纱布。

【操作程序】

（1）备齐用物并将其携至床旁，核对床号和姓名，向患者及其家属解释以取得配合。

（2）接通电源，打开开关，检查治疗仪的功能是否正常。将所有输出旋钮旋回最低点。

（3）遵医嘱选择治疗部位（如桡神经走向、尺神经走向、正中神经走向），先用清水或乙醇清洁患者治疗部位和电极板，然后将干湿适宜的纱布放在电极板上，放置于患者的治疗部位，并妥善固定。

（4）按医嘱调节治疗时间、频率及神经损伤程度（部分失神经、完全失神经）后启动，再将输出强度调至患者能耐受为宜。治疗时电极下皮肤会出现明显收缩反应，一般电流强度越大，患者感觉越强烈。

（5）整理用物，交代患者及其家属不要擅自调节参数。治疗中随时注意机器的工作状态和询问患者的感觉。

（6）治疗结束后，检查治疗部位，关闭电源。整理床单位及用物，再次核对。

【注意事项】

（1）无自主意识者、高热患者、孕妇、患有严重心脏病或带有心脏起搏器的患者的心脏部位，出血部位及皮肤破损部位禁用。

（2）患有传染性疾病的患者，不宜与其他病患者共用一套治疗电极及相关附件。

（3）治疗中随时注意机器的工作状态并询问患者的反应。如患者诉说电极下有点状不适或刺痛，应立即停止治疗。检查电极接触是否良好，处理后再继续治疗。

（4）使用时的电极放置应避开人体的心脏部位，以免电脉冲影响心脏造成不适。

（5）做治疗时，严禁使用"驱风油、万花油、百草油、红花油"等油性药物。因油性药物不能导电，影响疗效。

十七、超声波治疗仪

超声波治疗仪是指根据超声波能量在人体内产生温热、理化、震动的功效，具有方向性强、能量集中、穿透力强的特点，将超声波能量作用于人体病变部位，进入人体肌肉骨骼深层组织，直达病灶深处进行治疗的仪器。

【目的】

（1）改善局部病灶周围血液供应，促进局部血液供应。

（2）改善局部微循环。

（3）减轻局部的疼痛。

【评估】

（1）病房环境是否安静、清洁，室温是否适宜。

（2）患者皮肤是否清洁干燥。

（3）患者对超声波治疗仪操作的接受程度。

【告知】

（1）告知患者遵医嘱进行治疗，不得随意调节治疗剂量。

（2）凡恶性肿瘤（大剂量聚集可治）、活动性肺结核、严重心脏病的心区和星状神经节、有出血倾向、静脉血栓之病区均禁用。

（3）孕妇（早期）腹部、小儿骨骼禁用。

（4）在头部、眼睛、心脏、生殖器部位慎用。

（5）告知患者治疗过程中禁用手机等带发射功能的电子产品。

【用物准备】

超声波治疗仪1台、耦合剂或导入药物、卫生纸、治疗巾。

【操作程序】

1. 直接接触法

直接接触法适用于治疗的区域比较规则、平整的区域。治疗前患者除去身上的金属物品，取舒适体位，裸露治疗部位。在治疗过程中，超声波治疗探头（以下简称超声头）应环绕治疗部位做较小的同心圆运动。

2. 水下治疗

对与超声头直接接触的疼痛部位以及带有骨结节的部位（如手部与脚部）进行治疗时，可以采取水下治疗的办法。接受治疗的部位应该完全浸入水中，超声头应与皮肤表面保持 1~2 cm 的距离。治疗过程中，超声头可以固定一个位置，也可以沿着以治疗部位为中心的同心圆移动，超声头表面应与皮肤表面保持平行，以减少折射作用。

3. 固定法

固定法用于痛点、穴位、神经根和病变较小的部位，将超声头以适当压力固定于治疗部位，超声强度不得大于 0.5 W/cm^2，治疗时间为 3~5 分钟。

4. 水袋法

将不含气体的水袋置于体表不平的治疗部位，水袋与皮肤及超声头之间均涂接触剂，以适量压力将超声头压在水袋上，一般按直接接触的固定法进行治疗。

5. 超声药物透入疗法

将所需药物充分混入接触剂中或以药物乳剂作为接触剂治疗，操作与直接接触法相同。

【注意事项】

（1）超声头必须与治疗部位接触良好（但不宜过紧接触皮肤），必须涂抹耦合剂或导入液增强空化效应，否则不能达到治疗效果。

（2）严禁在未安装超声头时开机。严禁在治疗过程中调节改变各项参数和按键。严禁超声头干烧。严禁两个电极贴在一起，以免造成短路损坏仪器。

（3）操作者不得同时触及患者和仪器的超声头、电极板。

（4）若使用仪器时报警，须关闭电源开关隔 10 秒后再启动使用仪器，若仍报警，则说明使用方法不当或仪器出现故障，应检查后再使用。

（5）每天治疗 1 次或 2 次，8~10 次为 1 个疗程，间隔 2~3 天，再开始下一个疗程，一般做 2~3 个疗程。

（6）仪器使用时必须有良好的接地电源。

（7）治疗结束时，必须将超声头和其他用物全部从患者身上撤离后才能关闭电源开关。

十八、微波治疗仪

微波治疗仪是一种利用微波的生物物理效能，使机体组织内部自然发热升温、蛋白质凝固，自然摧毁病变部分和有效杀死病灶的细菌，同时在强微波场的作用下，改善局部的微循环，加强组织修复的仪器。

【目的】

使患者病变组织消炎、消肿、止痛，改善局部组织的血液循环。

【评估】

（1）病房环境是否安静、清洁，室温是否适宜。

（2）患者皮肤是否清洁干燥。

（3）患者对微波治疗仪操作的接受程度。

【告知】

（1）告知患者遵医嘱进行治疗，不得随意调节治疗剂量。

（2）恶性肿瘤、有出血倾向、结核病、妊娠、严重心肺功能不全患者禁用。

（3）局部有金属异物，植入心脏起搏器者，眼部、男性生殖器等部位禁用。

（4）儿童慎用微波电疗法，尤其骨骺部位更应避免。

（5）告知患者治疗过程中禁用手机等带发射功能的电子产品。

【用物准备】

微波治疗仪、浴巾。

【操作程序】

（1）患者取坐位或卧位，裸露治疗部位，也可穿单薄的棉织品或丝织品衣服，但不可穿不吸汗的尼龙织物或含金属丝的织物。

（2）接通电源，治疗机预热3分钟。

（3）按治疗需要选用合适的辐射器，安装在治疗机支架上，接上电缆。

（4）按辐射器的要求调节好辐射器与治疗部位皮肤之间的距离，使辐射器中心对准患病部位，一般辐射距离不应超过 $5\sim10$ cm，以减少对四周空间的辐射。

（5）辐射器方向、位置调节好后点击相应按键接通高压、调节输出。

（6）治疗结束时逆上述顺序关闭输出、高压与电源，将辐射器从患者身上取下或移开。

【注意事项】

（1）辐射器必须与电缆紧密连接，电缆未接辐射器时或辐射器未调整好治疗位置前不得调整输出，勿空载辐射或将辐射器对准治疗人员及周围空间。

（2）头面部治疗时，患者需戴专用的微波防护眼镜或 40 目铜网，以保护眼睛。下腹、腹股沟、大腿上部治疗时，应使用防护罩或 40 目铜网保护睾丸、阴囊。

（3）对感觉迟钝或丧失者及严重血液循环障碍者慎用，必要时宜小剂量。

（4）严格遵照各辐射器的距离、剂量要求操作，严防过量。

十九、短波治疗仪

短波治疗仪是利用短波的热作用，促进深部组织器官的血液循环，增强代谢，降低感觉神经的兴奋性，降低肌肉和结缔组织张力，增加免疫功能，改善血液循环等治疗作用的仪器。

【目的】

（1）增强患者的血管通透性，改善微循环，促进机体组织的新陈代谢。

（2）调节内分泌，降低感觉神经的兴奋性，从而达到抑菌、消炎、止痛、解痉。

（3）促进血液循环和组织修复，增强机体免疫力。

【评估】

（1）病房环境是否安静、清洁，室温是否适宜。

（2）患者皮肤是否清洁、干燥。

（3）患者对短波治疗仪操作的接受程度。

【告知】

（1）告知患者遵医嘱进行治疗，不得随意调节治疗剂量。

（2）头面、眼、睾丸部位，尤其在婴幼儿，不得进行温热量与热量治疗。

（3）手表、手机、收录机、电视机、移动电话、精密电子仪器应远离治疗仪，以免损坏仪器和发生干扰。

（4）恶性肿瘤（高热治疗时除外），有出血倾向，局部金属异物，装有心脏起搏器，肾功能不全，颅内压增高，青光眼，妊娠，活动性结核禁忌使用。

（5）一般治疗每日或隔日1次，10次、15次或20次为1个疗程。急性炎症每日1次或2次，5~10次为1个疗程。

【用物准备】

短波治疗仪、浴巾。

【操作程序】

（1）治疗前患者除去身上的金属物品，取舒适体位，治疗部位可不裸露。

（2）用治疗需用的电极，采用电容场法治疗，电极放置的方法不同。

1）对置法：

①两个电容电极相对放置，两电极间的距离不应小于一个电极的直径。

②电极应与治疗部位皮肤表面平行。如不平行，成为斜对置则两个电极靠近处易形成短路，影响作用的深度和均匀度。

③电极与皮肤之间应保持一定的间隙。两个电极下的皮肤间隙相等时，作用较均匀，否则间隙小的一侧作用较强。

④两个对置的电极等大时作用较均匀，否则作用将集中于小电极一侧。

⑤治疗部位表面凹凸不平时应稍加大电极下的皮肤间隙，以免集

中作用于隆突处，易致烧伤。

⑥两侧肢体同时治疗时，应在两肢体骨突（如膝、踝内侧）接近处垫以衬垫，以免该处烧伤。

2）并置法：

①两个电容电极并列放置，两个电极间的距离不应超过电极直径以免使作用分散。但两个电极间距小于 3 cm 时，易形成短路，影响作用深度。

②两个电极下的皮肤间隙不宜过大，以免影响作用深度。

3）单极法：使用一个电极，一般只用于小功率治疗仪，而且另一个不使用的电极应远离而且相背而置，否则会使电力线大量散发至四周空间，易造成电磁污染。

（3）检查治疗仪的各开关、旋钮是否在合适的位置，电流输出是否在零位，电极的电缆插头是否牢固地插在输出孔内，接通电源，治疗仪预热 1～3 分钟。

（4）应按照治疗仪的输出功率、病灶部位的深度与患者对温热感的耐受程度，调整治疗电极与皮肤的间隙来达到治疗剂量的要求。微热量治疗，小功率治疗仪浅作用时电极与皮肤间隙为 0.5～1 cm，深作用时为 2～3 cm；大功率治疗仪浅作用时电极与皮肤间隙为 3～4 cm，深作用时为 5～6 cm。无热量或温热量治疗，应适当加大或减小电极与皮肤间隙。

（5）治疗过程中，应注意询问患者的感觉。

（6）急性炎症，早期水肿严重时，应用无热量 5 分钟、8 分钟或 10 分钟；水肿减轻时，改用微热量，每次 8～12 分钟。亚急性炎症，一般用微热量，每次 10～15 分钟。慢性炎症和其他疾病，一般用微热量或温热量，每次 15～20 分钟。

（7）治疗完毕，将治疗仪输出调回零位，关闭高压与电源。

【注意事项】

（1）治疗室应铺绝缘地板，治疗仪应接地线，各种设施应符合电疗安全技术要求。

（2）患者应在木床和木椅上治疗，如遇特殊情况需在金属床上治疗时，应避免治疗仪、电缆、电极与金属接触，电缆、电极下方垫以棉被或橡胶布。

（3）治疗前检查治疗仪各部件是否能正常工作，电缆电极是否完好无损，电极插头是否牢固，不得使用破损有故障的治疗仪与附件。

（4）治疗过程中，患者不得任意挪动体位或触摸金属物件。

（5）治疗中避免治疗仪的两根输出电缆相搭或交叉、打圈，间距不宜小于治疗仪输出插孔的距离，以免形成短路，损坏电缆并减弱治疗剂量。电缆也不得直接搭在患者身上，以免引起烫伤。

二十、中药离子导入仪

中药离子导入仪是将药物离子通过直流电导入体内，在皮肤内形成离子堆，较长时间地存留于皮肤表层，形成所谓"皮肤离子堆"，然后逐渐进入血流，达到扩张小动脉和毛细血管，改善局部血液循环，促进药物吸收等作用的仪器。

【目的】

（1）缓解疼痛。

（2）减轻和消除患者的炎症反应。

（3）促进药物向体内有效运转，疏通经络，补气活血，扶正祛邪。

【评估】

（1）病房环境是否安静、清洁，室温是否适宜。

（2）患者皮肤是否无红肿、破溃，是否无知觉障碍。

（3）患者对中药离子导入操作的接受程度。

【告知】

（1）告知患者遵医嘱进行治疗，不得随意调节治疗剂量。

（2）头面、眼、睾丸部位，尤其在婴幼儿，不得进行温热量与热量治疗。

（3）手表、手机、收录机、电视机、移动电话、精密电子仪器应远离治疗仪，以免损坏仪器和发生干扰。

（4）恶性肿瘤（高热治疗时除外），有出血倾向，局部有金属异物，装有心脏起搏器，肾功能不全，颅内压增高，青光眼，妊娠，活动性结核禁忌使用。

（5）一般治疗每日或隔日 1 次，10 次、15 次或 20 次为 1 个疗程。急性炎症每日 1 次或 2 次，5～10 次为 1 个疗程。

【用物准备】

中药离子导入仪 1 台、专用纱方 2 张，三黄水 10 ml。

【操作程序】

（1）携用物至床旁，核对床号和姓名。向患者解释以取得合作。

（2）接通电源，打开开关，检查治疗仪的功能是否正常。

（3）根据疾病的部位选择合适的体位。

（4）将衬垫放于稀释药液中浸湿，拧至不滴水，紧贴患处皮肤。根据药物选择电极，将带负电的药物衬垫放在负极板下，带正电的药物衬垫放在正极板下。连接好以后把塑料薄膜盖在电极板上，用绷带固定。

（5）将直流感应电疗机电位器输出端调节到"0"位，接通电源，缓慢增至预定的电流强度。

（6）一般局部电流量不超过 40 mA，全身电流量不超过 60 mA，小部位、指关节电流量不超过 10 mA，面部电流量不超过 5 mA。

（7）治疗时间：每天一次，成人每次 15～20 分钟，小儿每次 10～15 分钟。

（8）治疗结束时，先将电位器输出端调至"0"位，再关闭电源开关，以免患者受到突然断电的电击感而感到不适。

（9）拆去绷带、薄膜和衬垫，擦净局部皮肤，协助患者穿衣。

（10）整理用物。

【注意事项】

（1）做好解释工作，告诉患者治疗过程中可能出现的感觉，以便配合治疗。

（2）操作前检查设备是否处于使用状态。

（3）检查治疗部位皮肤感觉有无异常、破损。

（4）治疗过程中要注意观察患者的反应和机器的运行情况，及时调节电流量以免灼伤。

（5）多次治疗后，局部皮肤可出现瘙痒、脱屑、皮疹、皲裂等反应，可用皮炎平膏外涂，禁止搔抓。如有点灼伤，可按烧伤处理，预防感染。

（6）高热、出血性疾病、活动性结核、妊娠期、严重心功能不全或带有心脏起搏器的患者禁止用此法。

二十一、中药熏洗治疗仪

中药熏洗治疗仪是将药物加热为蒸汽，在患处熏蒸，借用中药热力及药理作用达到疏通腠理、祛风除湿、温经通络、活血化瘀等作用的仪器。

【目的】

（1）缓解患者的关节疼痛、肿胀、屈伸不利、皮肤瘙痒等症状。

（2）减轻眼科疾病引起的眼结膜红肿、痒痛、糜烂等症状。

（3）促进肛肠疾病的伤口愈合。

（4）治疗妇女会阴部瘙痒等症状。

【评估】

（1）病房环境是否安静、清洁，温度是否适宜。

（2）患者皮肤是否无红肿、破溃，是否无知觉障碍。

（3）患者是否未在妊娠状态，对使用中药是否无过敏史。

（4）患者体质。

（5）患者是否未在进餐后半小时内。

（6）患者对中药熏洗操作的接受程度。

【告知】

（1）治疗时如温度不合适，请及时告知操作人员，勿自行调节移动喷头。

（2）俯卧位治疗时，如果出现呼吸不畅、胸闷气紧等不适，请立即告知操作人员。

（3）熏蒸完毕，注意保暖，避免直接吹风。

【用物准备】

治疗盘、电插板、药液、熏洗机、浴巾、毛巾，必要时备屏风。

【操作程序】

（1）加好药液。

（2）预热。

（3）取舒适体位。

（4）遮挡及保暖。

（5）熏洗。

（6）治疗完毕，擦净皮肤。

【注意事项】

（1）治疗前：如有中药过敏史，请及时告知操作人员。

（2）治疗时：如温度不合适，请及时告知操作人员，勿自行调节移动喷头。

（3）操作过程中：嘱患者不要随意变换体位。

第二节　中医特色护理操作评价表

一、中药热奄包法操作评价表

中药热奄包法操作评价表

项目		要求	分值		扣分	得分	说明
素质要求		仪表大方，举止端庄，态度和蔼	5	10			
		服装、鞋帽整齐	5				
操作前准备	护士	遵照医嘱要求，对患者评估正确、全面	5	25			
		洗手，戴口罩	2				
	物品	治疗盘，药桶、配置好的中药、布袋、毛巾、治疗巾，必要时备屏风	6				
	患者	核对姓名、诊断，介绍并解释，患者理解与配合	6				
		体位舒适合理，暴露治疗部位，保暖	6				

续表

项目		要求	分值		扣分	得分	说明
操作流程	清洁皮肤	明确部位及方法，观察皮肤情况，清洁皮肤	7	35			
	药品	再次核对部位	5				
		遵医嘱将药包加热后用毛巾包裹	7				
	敷药	敷于治疗部位	6				
	观察	途中观察患者治疗情况及病情变化	10				
操作后	整理	治疗完毕，拆除热奄包，协助患者整理衣着	3	15			
		合理安排体位，整理床单位	4				
		清理用物，归还原处，洗手，记录并签字	4				
	评价	热奄包方法、部位准确，操作熟练，患者感觉及目标达到的程度	4				
技能熟练		操作熟练、正确，动作轻巧	5	15			
理论提问		回答全面、正确	10				
合计			100				

二、中药塌渍法操作评价表

中药塌渍法操作评价表

项目		要求	分值		扣分	得分	说明
操作前准备	护士	遵照医嘱要求，对患者评估正确、全面	5	24			
		衣帽整洁，洗手，戴口罩	4				
	物品	按处方磨成的中药粉、纱布、红外线灯、凡士林等	5				
	患者	核对姓名、诊断，介绍并解释，患者理解与配合	5				
		体位舒适合理，暴露治疗部位，保暖	5				

项目		要求	分值	扣分	得分	说明
操作流程	定位	再次核对，确定治疗部位	5			
	操作	检查药粉的处方，用凡士林和药粉按 4∶1 的比例（即 80 g 凡士林，20 g 药粉调成糊状以便备用）	6			
		暴露治疗部位	4			
		用温开水将纱布润湿后置于治疗部位的皮肤上	6	45		
		将调好的药膏均匀涂抹于湿纱布上，面积以覆盖治疗部位即可	6			
		用红外线灯进行局部照射，灯与皮肤间距为5～10 cm	6			
		治疗时间约30分钟，温度以患者患部感觉舒适为宜	6			
	观察	观察红外线灯温度及病情变化，询问患者有无不适	6			
操作后	整理	治疗完毕后，清洁局部皮肤	3			
		合理安排体位，整理床单位	3	16		
		清理用物，归还原处，洗手	3			
	评价	治疗部位准确、皮肤情况、患者感受、目标达到的程度	5			
	记录	按要求记录及签名	2			
技能熟练		操作正确、熟练，动作轻巧	5	15		
理论提问		回答全面、正确	10			
合计			100			

三、穴位按摩法操作评价表

穴位按摩法操作评价表

项目		要求	分值		扣分	得分	说明
素质要求		仪表大方，举止端庄，态度和蔼	5	10			
		服装、鞋帽整洁	5				
操作前准备	护士	遵照医嘱要求，对患者评估正确、全面	5	25			
		洗手，戴口罩	2				
		指甲符合要求	6				
	患者	核对姓名、诊断、介绍并解释，患者理解与配合	6				
		体位舒适合理，暴露按摩部位；保暖	6				
操作流程	定位	再次核对，准确选择腧穴部位及推拿手法	10	35			
	手法	根据手法要求和腧穴部位，正确运用	10				
		用力均匀，禁用暴力，推拿时间合理	10				
	观察	随时询问对手法反应，及时调整或停止操作	5				
操作后	整理	合理安排体位，整理床单位	3	15			
		清理用物，归还原处，洗手	3				
	评价	取穴准确、所选穴位与手法、患者感受及目标达到的程度	7				
	记录	按要求记录及签名	2				
技能熟练		操作正确、熟练，运用手法正确，用力均匀	5	15			
理论提问		回答全面、正确	10				
合　计			100				

注：若损伤皮肤，扣 20 分。

四、中药封包法操作评价表

中药封包法操作评价表

项目		要求	分值	扣分	得分	说明
素质要求		仪表大方、举止端庄，态度和蔼	5	10		
		服装、鞋帽整齐	5			
操作前准备	护士	遵照医嘱要求，对患者评估正确、全面	5	25		
		洗手、戴口罩	2			
	物品	治疗盘、卵圆钳、橡胶手套、胶单、中单、大毛巾、温度计、煮沸或蒸好的中药包数个、沙布袋，必要时备屏风	6			
	患者	核对姓名、诊断，介绍并解释，患者理解与配合	6			
		体位舒适合理，暴露治疗部位，保暖	6			
操作流程	定位	再次核对；清洁皮肤，测试药包温度	5	35		
	手法	戴手套拧干60～70℃药包，将药包装入纱布袋，先轻提装有药包的纱布袋（药袋），使其间断接触皮肤，待温度适宜时将药袋热敷于治疗部位	15			
		药袋温度降至约40℃时，停止封包，取下药袋，封闭时间一般约30分钟	5			
	观察	随时询问患者对热感的反应，观察皮肤情况，有无皮疹、瘙痒、水疱等，及时调整或停止操作	5			
	完毕	撤离封包袋，抹干局部皮肤	5			
操作后	整理	合理安排体位，整理床单位	3	15		
		清理用物，归还原处，洗手，药袋处理符合要求	5			
	评价	治疗部位准确，操作熟练，皮肤无烫伤，患者感觉舒适，症状改善，目标达到的程度	5			
	记录	按要求记录及签名	2			
技能熟练		操作熟练，运用手法正确，用力均匀，封包温度适宜	5	15		
理论提问		回答全面、正确	10			
合计			100			

注：若有皮肤烫伤，扣20分。

五、中药硬膏法操作评价表

中药硬膏法操作评价表

项目		要求	分值		扣分	得分	说明
素质要求		仪表大方，举止端庄，态度和蔼	5	10			
		服装、鞋帽整齐	5				
操作前准备	护士	遵照医嘱要求，对患者评估正确、全面	5	25			
		洗手，戴口罩	2				
	物品	治疗盘、膏药、乙醇灯、火柴、胶布、纱布，必要时备屏风	6				
	患者	核对姓名、诊断，介绍并解释，患者理解与配合	6				
		体位舒适合理，暴露贴药部位，保暖	6				
操作流程	定位	再次核对，明确贴药部位及方法	5	35			
	观察	观察皮肤情况，若非首次贴药需观察贴药效果	6				
	清洁	清洁皮肤，以备贴药	8				
	准备药品	再次核对贴药部位	4				
		遵医嘱选择合适膏药，将膏药背面用乙醇灯加温，使之烊化	5				
	贴药	用手背测试温度，待膏药温度合适时，贴于患者患处	7				
操作后	整理	合理安排体位，整理床单位	3	15			
		清理用物，归还原处，洗手	5				
	评价	贴药方法、部位准确，操作熟练，皮肤情况、患者感觉及目标达到的程度	5				
	记录	按要求记录及签名	2				
技能熟练		操作熟练、正确，动作轻巧	5	15			
理论提问		回答全面、正确	10				
合　计			100				

六、耳穴贴压（耳穴埋豆）操作评价表

耳穴贴压（耳穴埋豆）操作评价表

项目		要求	分值		扣分	得分	说明
素质要求		仪表大方，举止端庄，态度和蔼	5	10			
		服装、鞋帽整齐	5				
操作前准备	护士	遵医嘱要求，对患者评估正确、全面	5	25			
		洗手，戴口罩	2				
	物品	治疗盘、针盒、皮肤消毒液、棉球、探棒、棉签、镊子、胶布、弯盘	6				
	患者	核对姓名、诊断，介绍并解释，患者理解与配合	6				
		体位舒适合理	6				
操作流程	定穴	术者一只手持耳轮后上方	5	35			
		另一只手持探棒由上而下在选区内找敏感点	5				
	皮肤消毒	再次核对穴位后，用皮肤消毒液擦拭（其范围视耳廓大小而定）	3				
	行针	选针后符合进针、行针方法（埋豆方法正确）	15				
	观察	患者有无晕针、疼痛等不适情况	2				
	起针	符合起针要求（留针处有感染时及时处理）	5				
操作后	整理	合理安排体位，整理床单位	3	15			
		清理用物，归还原处，洗手 针具处理符合要求	5				
	评价	选穴准确，操作熟练，局部严格消毒，体位合理，患者感觉及目标达到的程度	5				
	记录	按要求记录及签名	2				
技能熟练		操作熟练、动作轻巧；选穴正确，针刺手法正确	5	15			
理论提问		回答全面、正确	10				
合计			100				

七、艾条灸法操作评价表

艾条灸法操作评价表

项目		要求	分值	扣分	得分	说明
素质要求		仪表大方，举止端庄，态度和蔼	5	10		
		服装、鞋帽整齐	5			
操作前准备	护士	遵照医嘱要求，对患者评估正确、全面	5	25		
		洗手，戴口罩	2			
	物品	治疗盘、艾条、打火机、弯盘、小口瓶，必要时备浴巾、屏风	6			
	患者	核对姓名、诊断，介绍并解释，患者理解与配合	6			
		体位舒适合理，暴露施灸部位，保暖	6			
操作流程	定穴	再次核对，明确腧穴部位及施灸方法	5	35		
	施灸	点燃艾条，灸法正确	10			
		艾条与皮肤间距符合要求	2			
		及时除掉艾灰	5			
		艾条灸至局部皮肤稍起红晕，施灸时间合理	5			
	观察	观察局部皮肤及病情，询问患者有无不适	5			
	灸毕	灸后艾条彻底熄灭，清洁局部皮肤	3			
操作后	整理	合理安排体位，整理床单位	3	15		
		清理用物，归还原处，洗手 艾条处理符合要求	5			
	评价	施灸部位准确、操作熟练、皮肤情况、患者感觉及目标达到的程度	5			
	记录	按要求记录及签名	2			
技能熟练		操作熟练，动作轻巧，运用灸法正确	5	15		
理论提问		回答全面、正确	10			
合计			100			

注：（1）艾条灸方法常用者有温和灸、雀啄灸、回旋灸三种；（2）若有艾灸火脱落烧伤皮肤，烧坏衣被均为不合格。

八、拔罐法操作评价表

拔罐法操作评价表

项目		要求	分值	扣分	得分	说明
素质要求		仪表大方，举止端庄，态度和蔼	5	10		
		服装、鞋帽整齐	5			
操作前准备	护士	遵医嘱要求，对患者评估正确、全面	5	25		
		洗手，戴口罩	2			
	物品	治疗盘、95%乙醇棉球、血管钳、火罐、打火机、小口瓶、纱布块	6			
	患者	核对姓名、诊断，介绍并解释，患者理解与配合	6			
		体位舒适合理，暴露局部皮肤，保暖，保护患者隐私	6			
操作流程	定穴	再次核对，检查罐口是否光滑	5	35		
	拔罐	乙醇棉球干湿适当	5			
		用止血钳夹住乙醇棉球，点燃后在罐内中下段绕1~2圈后（切勿将罐口烧热以免烫伤皮肤），迅速退出，立即将罐扣在所选部位。罐内形成负压，吸附力强	5			
		将乙醇棉球放入小口瓶，安全熄火	10			
	观察	随时检查罐口吸附情况，以局部皮肤红紫为度，皮肤无烫伤或小水疱；留罐时间为10分钟，询问患者的感觉	5			
	起罐	起罐时一只手扶住罐体，另一只手以拇指按压罐口皮肤，待空气进入罐内即可起去，切忌暴力起罐	5			

项目		要求	分值		扣分	得分	说明
操作后	整理	清洁局部皮肤，协助患者整理衣着，安排舒适体位，整理床单位	5	15			
		清理用物，归还原处，洗手 火罐处理符合要求	2				
	评价	拔罐部位准确，操作熟练，局部皮肤情况、火罐吸附力、患者感觉及目标达到情况	6				
	记录	按要求记录及签名	2				
技能熟练		拔罐部位方法正确，手法稳、准、快	5	15			
理论提问		回答全面、正确	10				
合计			100				

注：出现烫伤，或衣服被烧坏者，扣 20 分。

九、刮痧法操作评价表

刮痧法操作评价表

项目		要求	分值		扣分	得分	说明
素质要求		仪表大方，举止端庄，态度和蔼	5	10			
		服装、鞋帽整洁	5				
操作前准备	护士	遵照医嘱要求，对患者评估正确、全面	5	25			
		洗手，戴口罩	2				
	物品	治疗盘、刮具（如牛角刮板等），治疗碗内盛少量清水	6				
	患者	核对姓名、诊断，介绍并解释，患者理解与配合	6				
		体位舒适合理，暴露刮痧部位，保暖	6				

项目		要求	分值	扣分	得分	说明
操作流程	定位	再次核对，明确刮治部位	5			
	手法	刮治手法，运用正确	10	35		
		刮治方向符合要求	5			
		刮至局部皮肤出现发红或红紫色痧点，刮治时间合理	5			
	观察	观察局部皮肤及病情变化，询问患者有无不适	5			
	刮毕	清洁局部皮肤，保暖	5			
操作后	整理	合理安排体位，整理床单位	3	15		
		清理用物，归还原处，洗手	5			
	评价	刮治部位准确，操作熟练，刮出痧点，皮肤情况、患者感受及目标达到的程度	5			
	记录	按要求记录及签名	2			
技能熟练		操作正确、熟练，运用刮法正确，用力均匀	5	15		
理论提问		回答全面、正确	10			
合　计			100			

注：刮破皮肤，扣 20 分。

十、中药湿敷法操作评价表

中药湿敷法操作评价表

项目	要求	分值	扣分	得分	说明
素质要求	仪表大方，举止端庄，态度和蔼	5	10		
	服装、鞋帽整洁	5			

续表

项目		要求	分值	扣分	得分	说明
操作前准备	护士	遵照医嘱要求，对患者评估正确、全面	2			
		洗手，戴口罩，戴手套	5	25		
	物品	治疗盘、药液及容器、敷布、镊子、弯盘、一次性治疗巾、手套、洗手液	6			
	患者	核对姓名、诊断，介绍并解释，患者理解与配合	6			
		体位舒适合理，暴露湿敷部位，保暖	6			
操作流程	湿敷	再次核对湿敷部位	5	35		
		药液温度适宜	5			
		敷料大小合适	3			
		湿敷时间、部位正确	5			
		未沾湿患者衣裤、床单	2			
	观察	观察局部皮肤反应	5			
		敷布的湿度适当	5			
		湿敷部位频频淋湿	5			
操作后	整理	合理安排体位，整理床单位	3	15		
		清理用物，归还原处，洗手	5			
	评价	湿敷部位准确，操作熟练，皮肤清洁情况、患者感受及目标达到的程度	5			
	记录	按要求记录及签名	2			
技能熟练		操作正确、熟练，动作轻巧	5	15		
理论提问		回答全面、正确	10			
合　计			100			

十一、中药涂药法操作评价表

中药涂药法操作评价表

项目		要求	分值		扣分	得分	说明
素质要求		仪表大方，举止端庄，态度和蔼	5	10			
		衣帽整齐	5				
操作准备	护士	洗手，戴口罩	2	25			
		遵照医嘱要求，对患者评估正确、全面	5				
	物品	治疗盘、弯盘、药物、棉签、镊子、棉球、纱布、胶布、绷带	6				
	患者	核对姓名、诊断，介绍并解释，患者理解与配合	6				
		体位舒适合理，暴露涂药部位，保暖	6				
操作流程	清洁皮肤	执行无菌操作，取镊子、清洗方法正确	8	35			
		揭去原来敷料，方法正确	5				
		用盐水棉球擦去原药迹	4				
		观察伤口情况	2				
	准备药物	再次核对涂药部位	4				
		将药物摇匀（水剂）或调匀（膏药）	5				
	涂药	涂药正确，厚薄均匀，不污染衣物	5				
		包扎松紧适宜、美观	2				
操作后	整理	合理安排体位，整理床单位	3	15			
		清理用物，归还原处，洗手	5				
	评价	涂药方法、部位准确，皮肤清洁情况、患者感受及目标达到的程度	5				
	记录	按要求记录及签名	2				
技能熟练		操作正确、熟练，动作轻巧	5	15			
理论提问		回答全面、正确	10				
合计			100				

十二、中药熏洗法操作评价表

中药熏洗法操作评价表

项目		要求	分值		扣分	得分	说明
素质要求		仪表大方，举止端庄，态度和蔼	5	10			
		服装、鞋帽整洁	5				
操作前准备	护士	遵照医嘱要求，对患者评估正确、全面	5	25			
		洗手，戴口罩	2				
	物品	治疗盘、药液、盛放药液的容器、水温计等	6				
	患者	核对姓名、诊断，介绍并解释，患者理解与配合	6				
		体位舒适合理，暴露熏洗部位，保暖	6				
操作流程	定位	再次核对，确定熏洗部位	5	35			
	手法	熏洗方法，运用正确	10				
		药液温度适宜	5				
		药液量适宜	2				
		药液未沾湿患者衣裤、床单，熏洗时间适宜	5				
	观察	观察药液温度及病情变化，询问患者有无不适	5				
	熏毕	清洁局部皮肤、擦干	3				
操作后	整理	合理安排体位，整理床单位	3	15			
		清理用物，归还原处，洗手	5				
	评价	熏洗部位准确，皮肤清洁情况、患者感受及目标达到的程度	5				
	记录	按要求记录及签名	2				
技能熟练		操作正确、熟练，动作轻巧	5	15			
理论提问		回答全面、正确	10				
合　计			100				

十三、连续被动运动机操作评价表

连续被动运动机（CPM）操作评价表

项目		要求	分值		扣分	得分	说明
素质要求		仪表大方，举止端庄，态度和蔼	3	6			
		服装、鞋帽整洁	3				
操作前准备	护士	遵照医嘱要求，对患者评估正确、全面	5	19			
		洗手，戴口罩	3				
	物品	用物准备齐全	3				
	患者	核对姓名、诊断、医嘱，介绍并解释	3				
		评估患者意识、病情，患者膝关节功能情况，告知患者使用 CPM 的目的及方法，取得患者理解和配合；询问患者需求并协助	5				
操作流程	定位	再次核对，明确治疗部位	3	45			
	操作	取舒适体位，测量患者大腿和小腿的长度，调节好 CPM 机轴的长度，拧紧旋钮	10				
		患侧下肢置于 CPM 上外展位 10~20°，足尖向上中立位，患者为伸直 0°位，并妥善固定大腿、小腿、足	10				
		调节屈曲、伸直角度（评估患肢膝关节功能，增加 5~10°或患者的耐受度为宜）、设定治疗时间（45 分钟）	5				
		调节操作速度（由慢而快），再次核对后启动机器	3				
		询问患者耐受情况，协助患者取舒适卧位，交代注意事项	3				
		定时观察 CPM 运行情况及患者使用过程中的反应	3				
		治疗结束先将仪器复位，再关闭电源	5				
		取下 CPM，观察患肢皮肤情况	3				

项目		要求	分值		扣分	得分	说明
操作后	整理	协助患者取舒适卧位，整理床单位	3	15			
		清理用物，归还原处，清洁机身，洗手	5				
	评价	治疗部位准确，操作熟练，患者感受及目标达到的程度	5				
	记录	按要求记录及签名	2				
技能熟练		治疗目标明确，操作正确、熟练，沟通良好	5	15			
理论提问		回答全面、正确	10				
合　计			100				

十四、空气波压力治疗仪操作评价表

空气波压力治疗仪操作评价表

项目		要求	分值		扣分	得分	说明
操作前准备	评估	评估患者年龄、病情、意识、身体状况，患者合作程度	5	10			
		评估患者局部肢体感觉、皮肤情况，有无出血倾向、静脉血栓等禁忌证	3				
		环境整洁、安静、安全	2				
	准备	按需协助患者排便	1	30			
		解释合理（向患者及其家属解释目的、操作方法及配合指导）	1				
		个人准备：仪表端庄，服装整齐，洗手，戴口罩	4				
		物品准备：空气波压力治疗仪、治疗单、医嘱本、笔、病号服、袜子（患者自备）、治疗车	14				
		检查仪器性能	8				
		两人核对医嘱本、治疗单	2				
操作流程	操作过程	洗手，推车至床旁，核对床号、姓名并解释	4	35			
		接通电源，协助患者取坐位或仰卧位、穿裤子袜子	4				
		将治疗仪套筒穿在患者肢体上，连接通气筒，打开开关，调整模式（一般 A＋B），按时间键，调整压力键，核对后按 START（开始）键	14				
		治疗过程中，应注意观察患肢的肤色变化情况，并询问患者的感觉，根据情况及时调整治疗剂量	4				
		再次查对，向患者及其家属交代注意事项	4				
		在治疗单上记录时间，家属签名	5				

续表

项目		要求	分值		扣分	得分	说明
操作后	操作后处理	正常启动压力适中、保持工作状态，30分钟后自动停止；操作完毕后，拔除墙壁电源，撤离套筒	10	20			
		协助患者取舒适卧位，整理床单位，推空气波压力治疗车返回，归位，用物处置，洗手	10				
整体印象		体现人文关怀，注意与患者沟通	1	5			
		技术熟练，符合操作规程	2				
		作风严谨，操作计划性强	2				
合计			100				

十五、电脑骨折治疗仪操作评价表

电脑骨折治疗仪操作评价表

项目			要求	分值		扣分	得分	说明
素质要求			仪表大方，举止端庄，态度和蔼	5	10			
			服装、鞋帽整洁	5				
操作前准备	护士		遵照医嘱要求，对患者评估正确、全面	5	25			
			洗手，戴口罩	2				
	物品		用物准备齐全	6				
	患者		核对姓名、诊断，介绍并解释，患者理解与配合	6				
			体位舒适合理，暴露治疗部位，注意保暖	6				

项目		要求	分值	扣分	得分	说明
操作流程	定位	再次核对，明确治疗部位	5			
	操作	治疗程序，运用正确	10	35		
		治疗效果符合要求	5			
		治疗时间符合要求	5			
	观察	观察病情变化，询问患者有无不适	5			
	术毕	清洁皮肤，与患者进行良好的沟通	5			
操作后	整理	合理安排体位，整理床单位	3	15		
		清理用物，归还原处，清洁机身，洗手	5			
	评价	治疗部位准确，操作熟练，患者感受及目标达到的程度	5			
	记录	按要求记录及签名	2			
技能熟练		治疗目标明确、操作正确、熟练，沟通良好	5	15		
理论提问		回答全面、正确	10			
合　计			100			

十六、神经损伤治疗仪操作评价表

神经损伤治疗仪操作评价表

项目	要求	分值	扣分	得分	说明
素质要求	仪表大方，举止端庄，态度和蔼	5	10		
	服装、鞋帽整齐	5			

项目		要求	分值		扣分	得分	说明
操作前准备	护士	遵照医嘱要求，对患者评估正确、全面	5	25			
		洗手，戴口罩	2				
	物品	治疗盘、弯盘、纱布、胶布，必要时备浴巾、屏风	6				
	患者	核对姓名、诊断，介绍并解释，患者理解与配合	6				
		体位舒适合理，暴露治疗部位，注意保暖	6				
操作流程	定位	再次核对，明确治疗部位及方法	5	35			
	治疗	治疗部位准确	5				
		治疗部位固定良好	2				
		正确调节仪器	10				
		输出强度大小适宜	5				
	观察	观察局部皮肤及病情，询问患者有无不适	5				
	完毕	治疗完毕后，清洁局部皮肤	3				
操作后	整理	合理安排体位，整理床单位	3	15			
		清理用物，洗手，正确处理符合要求	5				
	评价	治疗部位准确，操作熟练，皮肤情况，患者感觉及目标达到的程度	5				
	记录	按要求记录及签名	2				
技能熟练		操作熟练，动作轻巧，使用仪器正确	5	15			
理论提问		回答全面、正确	10				
合 计			100				

十七、超声波治疗仪操作评价表

超声波治疗仪操作评价表

项目		要求	分值	扣分	得分	说明
素质要求		仪表大方，举止端庄，态度和蔼	5	11		
		服装、鞋帽整齐	6			
操作前准备	护士	遵照医嘱要求，对患者评估正确、全面	6	22		
	物品	超声波治疗仪1台、耦合剂、纸巾、乙醇、棉签	5			
	患者	核对姓名、诊断，介绍并解释，患者理解与配合	5			
		体位舒适合理，暴露治疗部位，注意保暖	6			
操作流程	治疗	患者签治疗单，核对治疗部位	5	37		
		携用物至治疗床旁，再次核对治疗部位	5			
		接通电源、打开开关，检查仪器	7			
		将耦合剂涂抹于治疗部位或超声头上，超声头放于治疗部位	5			
		设置时间及功率，缓慢同心圆运动	5			
	观察	观察局部皮肤及病情，询问患者有无不适	5			
	治疗完毕	移开超声头，关闭电源，纸巾擦拭皮肤及超声头	5			
操作后	整理	合理安排体位，整理床单位	3	15		
		清理用物，归还原处，洗手	5			
	评价	治疗部位准确，操作熟练，患者感受及目标达到的程度	5			
	记录	按要求记录及签名	2			
技能熟练		操作正确、熟练，动作轻巧	5	15		
理论提问		回答全面、正确	10			
合计			100			

十八、微波治疗仪操作评价表

微波治疗仪操作评价表

项目		要求	分值		扣分	得分	说明
素质要求		仪表大方，举止端庄，态度和蔼	5	11			
		服装、鞋帽整齐	6				
操作前准备	护士	遵照医嘱要求，对患者评估正确、全面	6	22			
	物品	微波治疗仪 1 台	5				
	患者	核对姓名、诊断，介绍并解释，患者理解与配合	5				
		体位舒适合理，暴露治疗部位，注意保暖	6				
操作流程	定位	患者签治疗单，核对治疗部位	5	37			
	治疗	携用物至治疗床旁，再次核对治疗部位	5				
		接通电源、打开开关，检查仪器	7				
		设置时间及功率，照射治疗部位	5				
		固定治疗头，打开开关	5				
	观察	观察局部皮肤及病情，询问患者有无不适	5				
	治疗完毕	移动治疗仪器，关闭电源	5				
操作后	整理	合理安排体位，整理床单位	3	15			
		清理用物，归还原处，洗手	5				
	评价	治疗部位准确，操作熟练，患者感受及目标达到的程度	5				
	记录	按要求记录及签名	2				
技能熟练		操作正确、熟练，动作轻巧	5	15			
理论提问		回答全面、正确	10				
合计			100				

十九、短波治疗仪操作评价表

短波治疗仪操作评价表

项目		要求	分值		扣分	得分	说明
素质要求		仪表大方，举止端庄，态度和蔼	5	11			
		服装、鞋帽整齐	6				
操作前准备	护士	遵照医嘱要求，对患者评估正确、全面	6	22			
	物品	短波治疗仪1台	5				
	患者	核对姓名、诊断，介绍并解释，患者理解与配合	5				
		体位舒适合理，暴露治疗部位，注意保暖	6				
操作流程	定位	患者签治疗单，核对治疗部位	5	37			
	治疗	携用物至治疗床旁，再次核对治疗部位	5				
		接通电源、打开开关，检查仪器	7				
		设置时间及模式，治疗头摆放正确，照射治疗部位	5				
		固定治疗头，打开开关	5				
	观察	观察局部皮肤及病情，询问患者有无不适	5				
	治疗完毕	移动治疗仪器，关闭电源	5				
操作后	整理	合理安排体位，整理床单位	3	15			
		清理用物，归还原处，洗手	5				
	评价	治疗部位准确，操作熟练，患者感受及目标达到的程度	5				
	记录	按要求记录及签名	2				
技能熟练		操作正确、熟练，动作轻巧	5	15			
理论提问		回答全面、正确	10				
合计			100				

二十、中药离子导入仪操作评价表

中药离子导入操作评价表

项目		要求	分值		扣分	得分	说明
素质要求		仪表大方，举止端庄，态度和蔼	5	10			
		服装、鞋帽整洁	5				
操作前准备	护士	遵照医嘱要求，对患者评估正确、全面	2	25			
		洗手，戴口罩	5				
	物品	治疗盘、药液衬垫、镊子、弯盘、橡胶单、中单、离子导入仪1台、绷带，必要时备浴巾、屏风	6				
	患者	核对姓名、诊断，介绍并解释，患者理解与配合	6				
		体位舒适合理，暴露离子导入部位，注意保暖	6				
操作流程	操作中	再次核对离子导入部位	5	35			
		药物衬垫正负电极放置部位正确	5				
		妥善固定电极板	3				
		接通电源	2				
		调节电流强度大小适宜	5				
		治疗结束，先将电位器输出端调至"0"位，再关闭电源开关	5				
	观察	观察局部皮肤及病情，询问患者有无不适	5				
		治疗过程中观察电流强度、电极有无松动	5				
操作后	整理	合理安排体位，整理床单位	3	15			
		清理用物，归还原处，洗手	5				
	评价	离子导入部位准确，操作熟练，皮肤清洁情况、患者感受及目标达到的程度	5				
	记录	按要求记录及签名	2				
技能熟练		操作正确、熟练，动作轻巧	5	15			
理论提问		回答全面、正确	10				
合　计			100				

二十一、中药熏洗治疗仪操作评价表

中药熏洗治疗仪操作评价表

项目		要求	分值		扣分	得分	说明
操作前准备	着装	着装规范，举止端庄，洗手、戴口罩	2	25			
	物品	治疗盘、电插板、药液、熏洗机、浴巾、毛巾，必要时备屏风	6				
	环境	清洁、宽敞、便于操作、避风	2				
	评估	评估患者临床表现、既往史、药物过敏史、体质、熏洗部位的皮肤情况、心理状况	5				
操作流程	核对	核对床号、姓名、诊断，关闭门窗，合理体位，充分暴露熏洗部位，保暖，必要时屏风遮挡	5	60			
	沟通	与患者沟通，解释操作目的，告知注意事项	2				
	预热	按要求将药液趁热倒入熏洗机器内，插电预热至要求温度	3				
	调整	再次核对，确定熏洗部位，调整挡数，按启动	10				
	观察	询问患者熏药过程中有无不适，观察患者治疗部位皮肤情况，调整喷头高度及角度，调整时注意对患者皮肤的保护	30				
	停止	按停止键，将喷头移至床边后用毛巾清洁局部皮肤、擦干	5				
	整理	协助患者整理衣着，取舒适体位，整理床单位，告知注意事项	5				
操作后	处理	按要求处理剩余药液，清理用物，归还原处，洗手	5				
	记录	根据医嘱要求，详细记录熏洗后的客观情况，并签字	5				
评价		操作正确、熟练、动作轻巧	5	15			
		沟通有效、关爱患者，注意保护患者隐私	3				
		用物处置规范	2				
理论提问		回答全面、正确	5				
合计			100				

参考文献

[1] 宁宁. 骨科康复护理学 [M]. 北京：人民军医出版社，2005.

[2] 胡幼平. 中医康复学 [M]. 上海：上海科学技术出版社，2008.

[3] 陈健尔，甄德江. 中国传统康复技术 [M]. 北京：人民卫生出版社，2010.

[4] 刘波. 中西医结合骨伤康复学 [M]. 成都：四川大学出版社，2011.

[5] 郑彩娥，李秀云. 实用康复护理学 [M]. 北京：人民卫生出版社，2012.

[6] 杜春萍，梁红锁. 康复护理技术 [M]. 北京：人民卫生出版社，2014.

[7] 高小雁. 骨科临床护理思维与实践 [M]. 北京：人民卫生出版社，2012.

[8] 胡永成. 骨科疾病疗效评价标准 [M]. 北京：人民卫生出版社，2012.

[9] 刘波. 骨伤康复技术操作手册 [M]. 成都：四川大学出版社，2013.

[10] 吕探云，孙玉梅. 健康评估 [M]. 北京：人民卫生出版社，2013.

[11] Nationgnal Pressure Ulcer Advisory Panel and European Pressure Ulcer Advisory Panel. Prevention and Treatment of Pressure Ulcers：Clinical Practice Guideline [M]. Washington DC：National Pressure Ulcer Advisory Panel，2009.

［12］杜克，王守志. 骨科护理学［M］. 北京：人民卫生出版社，1995.

［13］O'Sullivan S B，Schmitz T J. Physical Rehabilitation［M］. 5th ed. Philadelphia：FA Davis，2007.

［14］Pierson F M. Principles and Techniques of Patient Care［M］. 4th ed. Philadelphia：WB Saunders，2008.

［15］李晓松. 基础护理学［M］. 北京：人民卫生出版社，2013.

［16］王际容，廖岚，周红，等. 脊髓损伤患者轮椅的选用及安全管理［J］. 护理研究，2011，16（7）：1460.

［17］徐燕，庹焱. 康复护理高级教程［M］. 上海：第二军医大学出版社，2006.

［18］关骅，张光铂. 中国骨科康复学［M］. 北京：人民军医出版社，2011.

［19］周惠玲，屈娅丽. 跟腱断裂伤1例术后护理体会［J］. 医学信息，2009，1（10）：190－191.

［20］朱金强，戴世友，马振华，等. 跟腱断裂修复后早期应用等速训练仪的康复测评［J］. 中国组织工程研究与临床康复，2010，14（20）：3793－3794.

［21］汤琪春，郑闽前，张爱梁，等. 跟腱断裂术后护理与矫形鞋辅助下的康复训练指导［J］. 交通医学，2008，22（5）：517.

［22］鲁玉来，范启申，王学春，等. 骨与关节化脓性感染外科学［M］. 北京：人民军医出版社，2012.

［23］杜天信，高书图. 洛阳正骨骨伤病证诊疗规范［M］. 北京：北京科学技术出版社，2007.

［24］邱贵兴，戴克戎. 骨科手术学［M］. 北京：人民卫生出版社，2005.

［25］叶再元，林伟. 实用康复医学健康教育［M］. 北京：中国科学技术出版社，2007.

［26］刘波. 常用骨伤康复方案［M］. 成都：四川大学出版社，2014.

［27］韦森，王英，陈晓蓉. 儿童肘部骨折游戏式功能锻炼的设计与

应用［J］. 中国实用护理杂志，2010，2（26）：53—54.

［28］韦森，陈晓蓉，周英，等. 以家庭为中心护理在预防儿童肱骨髁上骨折并发肘内翻中的应用［J］. 医药前沿，2012，2（14）：89—90.

［29］彭巧，韦森，张摇摇. 游戏式功能锻炼对儿童肱骨髁上骨折康复的影响［J］. 按摩与康复医学，2013，4（10）：39—40.

［30］韦森，陈晓蓉，王英，等. 儿童肘部骨折康复护理应用音乐功能锻炼导引操疗效分析［J］. 中国中医骨伤科杂志，2012，8（20）：19—20.

［31］于庆梅. 儿童肱骨髁上骨折功能锻炼的护理体会［J］. 中国实用医药，2011，6（32）：199—200.

［32］郭铁成，黄晓琳，尤春景. 康复医学临床指南［M］. 3版. 北京：科学出版社，2013.

［33］胡俊灵，何敏. 老年糖尿病合并骨折患者围手术期行饮食干预的效果观察［J］. 现代护理，2007，4（31）：72—73.

［34］张英辉，翟英. 中西医结合护理骨折合并高血压病的体会［J］. 中国实用医药，2012，7（27）：212—213.

［35］王志敏. 髋部骨折并老年高血压患者85例围手术期护理［J］. 实用医学杂志，2007，23（2）：287—288.

［36］尤黎明，吴瑛. 内科护理学［M］. 北京：人民卫生出版社，2012.

［37］李小寒，尚少梅. 基础护理学［M］. 北京：人民卫生出版社，2006.

［38］马烈光，李英华. 养生康复学［M］. 北京：中国中医药出版社，2005.

［39］罗凯燕，喻姣花. 骨科护理学［M］. 北京：中国协和医科大学出版社，2007.

［40］中华医学会骨质疏松和矿物盐疾病分会. 原发性骨质疏松诊治指南［J］. 中华骨质疏松和矿物盐疾病杂志，2011，04（1）：2—17

［41］彭昊，骨科康复技巧［M］. 北京：人民军医出版社，2013.

[42] 饶敏. 骨质疏松的康复护理 [J]. 中外健康文摘，2013，10 (23)：311.

[43] 张青，傅卫红，黄美兰，等. 飞行人员颈椎亚健康的综合防治 [J]. 颈腰痛杂志，2014，35 (1)：22－24.

[44] 罗宾·麦肯基. 麦肯基疗法 [M]. 王小亮，译. 北京：金城 出版社，2010.

[45] 蒋松鹤，张丹迎，庄进飞. 新编颈部康复操 [J]. 中国康复，2006，24 (4) 275－276.

[46] 鲁玉来，刘晓光. 腰椎间盘突出症 [M]. 北京：人民军医出 版社，2014.

[47] 张世明，马建. 中西医结合骨伤科手册 [M]. 成都：四川科 学技术出版社，2008.

[48] 和艳红，安丙辰. 骨科疾病术后康复 [M]. 郑州：河南科学 技术出版社，2014.

[49] JeMe Cioppa-Mosca，Cahill J B，Cavanaugh J T. 骨科术后康 复指南 [M]. 陆芸，等，译. 天津：天津科技翻译出版公 司，2009.

[50] 陈经勇. 中西医结合老年骨伤学 [M]. 成都：四川科学技术 出版社，2015.

[51] 王玉玲. 常用临床中医护理技术操作手册 [M]. 天津：天津 科技翻译出版有限公司，2015.